Das hepatozelluläre Karzinom

Diagnostik und aktuelle Therapiekonzepte

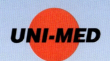

UNI-MED Verlag AG
Bremen - London - Boston

Greten, Tim F./Manns, Michael P.:

Das hepatozelluläre Karzinom - Diagnostik und aktuelle Therapiekonzepte/Tim F. Greten und Michael P. Manns.-

1. Auflage - Bremen: UNI-MED, 2008
(UNI-MED SCIENCE)
ISBN 978-3-8374-1045-7

© 2008   by UNI-MED Verlag AG, D-28323 Bremen,
              International Medical Publishers (London, Boston)
              Internet: www.uni-med.de, e-mail: info@uni-med.de

Printed in Europe

Autoren

Priv.-Doz. Dr. Gerald Antoch
Institut für diagnostische und interventionelle Radiologie und Neuroradiologie
Universitätsklinikum Essen
Hufelandstr. 55
45147 Essen
Kap. 8.

Prof. Dr. Dr. h.c. mult. Hubert E. Blum
Klinik für Gastroenterologie, Hepatologie, Endokrinologie und klinische Infektiologie
Universitätsklinik Freiburg
Hugstetter Str. 55
79106 Freiburg
Kap. 6.

Priv.-Doz. Dr. Andreas Erhardt
Klinik für Gastroenterologie, Hepatologie und Infektiologie
Heinrich-Heine-Universität Düsseldorf
Moorenstraße 5
40225 Düsseldorf
Kap. 7.

Prof. Dr. Guido Gerken
Klinik für Gastroenterologie und Hepatologie
Universitätsklinikum Essen
Hufelandstr. 55
45147 Essen
Kap. 8.

Prof. Dr. Tim F. Greten
Klinik für Gastroenterologie, Hepatologie und Endokrinologie
Medizinische Hochschule Hannover
Carl-Neuberg-Str. 1
30625 Hannover
Kap. 9.

Dr. Renate Hammerstingl
Institut für Diagnostische und interventionelle Radiologie
Klinikum der Johann Wolfgang Goethe-Universität
Theodor-Stern-Kai 7
60590 Frankfurt
Kap. 3.

Prof. Dr. Dieter Häussinger
Klinik für Gastroenterologie, Hepatologie und Infektiologie
Heinrich-Heine-Universität Düsseldorf
Moorenstraße 5
40225 Düsseldorf

Kap. 7.

Priv.-Doz. Dr. Philip Hilgard
Klinik für Gastroenterologie und Hepatologie
Universitätsklinikum Essen
Hufelandstr. 55
45147 Essen

Kap. 8.

Priv.-Doz. Dr. Michael André Kern
Pathologisches Institut
Universitätsklinik Heidelberg
Im Neuenheimer Feld 220/221
69120 Heidelberg

Kap. 4.

Dr. F. Korangy
Klinik für Gastroenterologie, Hepatologie und Endokrinologie
Medizinische Hochschule Hannover
Carl-Neuberg-Str. 1
30625 Hannover

Kap. 10.

Dr. André Lechel
Abteilung für Molekulare Medizin und
Max-Planck-Forschungsgruppe für Stammzellalterung
Albert-Einstein-Allee 11
89081 Ulm

Kap. 1.

Prof. Dr. N. Malek
Klinik für Gastroenterologie, Hepatologie und Endokrinologie
Medizinische Hochschule Hannover
Carl-Neuberg-Str. 1
30625 Hannover

Kap. 10.

Prof. Dr. Michael P. Manns
Klinik für Gastroenterologie, Hepatologie und Endokrinologie
Medizinische Hochschule Hannover
Carl-Neuberg-Str. 1
30625 Hannover
Kap. 2.

Dr. Stefan Müller
Klinik für Nuklearmedizin
Universitätsklinikum Essen
Hufelandstr. 55
45147 Essen
Kap. 8.

Prof. Dr. K. Lenhard Rudolph
Abteilung für Molekulare Medizin und
Max-Planck-Forschungsgruppe für Stammzellalterung
Albert-Einstein-Allee 11
89081 Ulm
Kap. 1.

Prof. Dr. Peter Schirmacher
Pathologisches Institut
Universitätsklinik Heidelberg
Im Neuenheimer Feld 220/221
69120 Heidelberg
Kap. 1., 4.

Prof. Dr. Hans J. Schlitt
Klinik und Poliklinik für Chirurgie
Klinikum der Universität Regensburg
Franz-Josef-Strauss-Allee 11
93042 Regensburg
Kap. 5.

Priv.-Doz. Dr. Hans Christian Spangenberg
Klinik für Gastroenterologie, Hepatologie, Endokrinologie und klinische Infektiologie
Universitätsklinik Freiburg
Hugstetter Str. 55
79106 Freiburg
Kap. 6.

Prof. Dr. Dr. Oliver Stöltzing
Klinik und Poliklinik für Chirurgie
Klinikum der Universität Regensburg
Franz-Josef-Strauss-Allee 11
93042 Regensburg

Kap. 5.

Priv.-Doz. Dr. Jörg Trojan
Medizinische Klinik I
Klinikum der Johann Wolfgang Goethe-Universität
Theodor-Stern-Kai 7
60590 Frankfurt

Kap. 3.

Priv.-Doz. Dr. Heiner Wedemeyer
Klinik für Gastroenterologie, Hepatologie und Endokrinologie
Medizinische Hochschule Hannover
Carl-Neuberg Str. 1
30625 Hannover

Kap. 2.

Prof. Dr. Stefan Zeuzem
Medizinische Klinik I
Klinikum der Johann Wolfgang Goethe-Universität
Theodor-Stern-Kai 7
60590 Frankfurt

Kap. 3.

Inhaltsverzeichnis

1. Molekulare Pathogenese des hepatozellulären Karzinoms

Das hepatozelluläre Karzinom entsteht fast ausschließlich auf dem Boden einer chronischen Lebererkrankung. Dieses Kapitel beschreibt die zellulären und molekularen Prozesse, die ausgehend von diesen Grunderkrankungen der Entstehung des Hepatozellulären Karzinoms zugrunde liegen.

1.1. Das hepatozelluläre Karzinom entsteht schrittweise

Verschiedene Tiermodelle belegen, dass das HCC sich *schrittweise aus prämalignen Vorläuferläsionen* entwickelt. Beim Menschen haben sich diese Veränderungen lange einer genaueren Analyse entzogen, sind aber mittlerweile Dank detaillierter morphologischer Untersuchungen bekannt und charakterisiert (☞ Abb. 1.1) (Kern et al. 2002).

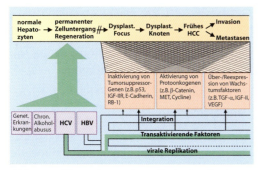

Abb. 1.1: Allgemeine und spezifische Mechanismen der humanen Leberkarzinogenese.

Am Ausgangspunkt der Hepatokarzinogenese steht in fast allen Fällen eine *chronische Lebererkrankung* (chronische Hepatitis B oder C, chronische alkoholische oder nicht-alkoholische Leberschädigung, hereditäre Erkrankungen (v.a. Hämochromatose; ☞ auch Kap. 2.). Diese Erkrankungen führen einerseits zu dem andauernden Untergang von Hepatozyten mit Regeneration und Fibrogenese bis hin zum zirrhotischen Umbau, setzen aber auch spezifische karzinogene Mechanismen in Gang. Auf dem Boden dieser chronischen Leberschädigung kommt es über noch nicht näher geklärte Mechanismen zur klonalen Proliferation "induzierter" Hepatozyten; die kleinsten prämalignen Läsionen (<1 mm) bezeichnet man als "Dysplastische Foci" ("kleinzellige Dysplasie") ☞ auch Kap. 4.; sie gehen in sog. "Dysplastische Knoten" (0,1-1,5/2 cm) über, die je nach Atypiegrad in "low grade" und "high grade" unterteilt werden. Die maligne Transformation ist ein kontinuierlicher Prozess, der beim Übergang vom Dysplastischen Knoten zum "frühen" hochdifferenzierten HCC zu beobachten ist. Erste genomische Veränderungen und tumorspezifische Gefäßneubildungen ("*angiogenic switch*") sind bereits im fortgeschrittenen Dysplastischen Knoten zu beobachten. Das frühe HCC ist dann durch interstitielle oder vereinzelt bereits auch vaskuläre Invasion gekennzeichnet. Durch weitere, auch morphologisch darstellbare Progressionsschritte ("Knoten-im-Knoten") gewinnt das HCC zunehmend an maligner Potenz, was sich in rascherem Tumorwachstum und intrahepatischer (häufig) oder auch Fern-Metastasierung (selten) ausdrückt.

1.2. Chronische Lebererkrankungen verursachen tumorfördernde molekulare Veränderungen

Seit über 30 Jahren ist bekannt, dass den allermeisten HCCs eine spezifische Ursache zugrunde liegt (Kubicka et al. 2000). Ebenso lang ist die Suche nach den hiermit verbundenen molekularen Mechanismen, da ihr Verständnis die Grundlage für eine sekundäre Tumorprävention bietet. Einige dieser Veränderungen sind mittlerweile gut bekannt und können in *allgemeine* und *Ätiologie-spezifische Mechanismen* unterteilt werden.

■ Allgemeine Mechanismen der Hepatokarzinogenese (☞ Abb. 1.2)

Der wesentliche allgemeine Mechanismus ist der chronische Schädigungsprozess des Lebergewebes, der über kontinuierlich erhöhte Zelltodraten, vermehrte Ausschüttung Entzündungs-assoziierter Zytokine und hierdurch bedingte Regeneration eine erhöhte Zellteilungsrate bewirkt. Hierdurch ist die Mutationsrate statistisch erhöht, was mit erhöhter Wahrscheinlichkeit auch tumorrelevante Gene betrifft.

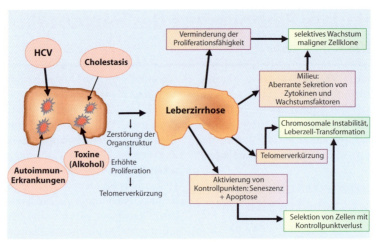

Abb. 1.2: Die chronische Leberschädigung als Hauptrisikofaktor der Hepatokarzinogenese. Chronische Leberschädigung erhöht den Zellumsatz in der Leber und führt zu einer beschleunigten Verkürzung der Telomere. Aufgrund der dargestellten Mechanismen kommt es dann zu einem erhöhten Tumorrisiko.

Darüber hinaus könnte auch die Ausbildung einer Zirrhose eine eigenständige tumorigene Potenz haben. Dafür spricht, dass weltweit über 50 % der menschlichen HCCs mit einer Leberzirrhose assoziiert sind. Häufig kommt es hierbei zur Ausbildung von Regeneratknoten, welche vermutlich aus Hepatozyten oder Leberstammzellen mit verbliebener regenerativer Reserve hervorgehen (Delhaye et al. 1996). Prinzipiell ist es denkbar, dass diese Regeneratknoten von Zellen ausgehen, welche im Lauf der zugrunde liegenden, chronischen Leberkrankung weniger Zellteilungen durchlaufen haben, so über längere Telomerreserven (siehe unten) verfügen und deswegen klonal expandieren können. Alternativ könnte es sich um genetisch aberrante Zellklone handeln, welche trotz der nachlassenden Regenerationsfähigkeit weiter proliferieren können. Diese Erklärung steht im Einklang mit der Beobachtung, dass die Deletion von DNA-Schädigungskontrollpunkten (siehe unten) die Proliferationsspanne von gealterten Zellen mit kurzen Telomeren erhöhen kann (Choudhury et al. 2007).

Ein weiteres Erklärungsmodell besagt, dass die Fibrose als auch die Infiltration von Entzündungszellen zu *Veränderungen im Milieu* der zirrhotischen Leber führen und so zur abnormalen Stimulation von proliferierenden Hepatozyten oder Leberstammzellen beitragen. Darüber hinaus könnte auch die nachlassende Regenerationsfähigkeit im Organ selbst zum Auswachsen von (prä-) malig-

nen Zellklonen beitragen. In Übereinstimmung mit diesem Erklärungsmodell wurde gezeigt, dass die Proliferationshemmung von hämatopoetischen Progenitorzellen zur akzelerierten Selektion leukämischer Zellen im Mausmodell führt (Bilousova et al. 2005).

◾ Telomerverkürzung, chromosomale Instabilität und Tumorentstehung

Ein molekulares Merkmal der chronisch geschädigten Leber ist die Verkürzung der Telomere. Telomere bilden die Endstücke menschlicher Chromosomen und sind für die Abschirmung der Chromosomenenden und den Erhalt von chromosomaler Stabilität essentiell (Dillin et al. 2008). Aufgrund des Endreplikationsproblems bei der DNA-Replikation und aufgrund von Prozessierungen der äußersten Chromosomenenden im Zellzyklus kommt es bei jeder Zellteilung zu einer Verkürzung der Telomere um 50-100 Basenpaare. Wenn die Telomere eine kritisch kurze Länge erreichen, werden DNA-Schädigungssignalwege aktiviert, was zum Verlust der Zellteilungsfähigkeit (Seneszenz) oder zum Absterben (Apoptose) der Zellen führt. Aufgrund dieser Mechanismen ist die Proliferationsfähigkeit menschlicher Zellen auf 50-75 Zellteilungen begrenzt (Allsopp 2008). Im Rahmen der Alterung kommt es zu einer nur geringfügigen Verkürzung der Telomere in der menschlichen Leber, was im Einklang mit der Tatsache steht, dass die Leber ein Organ mit geringer Zellteilungsaktivität ist. Im Gegensatz dazu wird durch chronische Lebererkrankungen die Zellteilungsaktivität in der Leber deutlich erhöht und es kommt zur akzelerierten Verkürzung der Telomere. Dieser Mechanismus könnte eine Ursache einer nachlassenden Regenerationsfähigkeit im Endstadium chronischer Lebererkrankungen darstellen. Übereinstimmend mit diesem Erklärungsmodell finden sich in der chronisch geschädigten Leber deutlich verkürzte Telomere im Vergleich zu Kontrollgeweben gleichaltriger Personen (Wiemann et al. 2002).

Neben der Begrenzung der Regenerationsfähigkeit könnten Telomerverkürzungen auch die maligne Transformation von Leberzellen begünstigen. Als Folge der Telomerdysfunktion kommt es zur Fusion von telomer-freien Chromosomenenden. Wenn Zellen mit fusionierten Chromosomen in den Zellzyklus eintreten, zerreißen die Chromosomenfusionen in der Mitose und es werden an den Bruchpunkten neue Fusionen induziert. Dies führt in Zellen mit verkürzten Telomeren zur Akkumulation von chromosomalen Aberrationen. Chromosomale Instabilität ist eines der Hauptkennzeichen der Hepatokarzinogenese (siehe unten) (Wilkens et al. 2004). Es erscheint plausibel, dass Telomerverkürzungen eine Ursache für die Entstehung von chromosomaler Instabilität bei chronischen Lebererkrankungen sind und so zur Transformation von Leberzellen beitragen. In Übereinstimmung mit dieser Hypothese findet sich eine Verkürzung der Telomere in menschlichen HCCs im Vergleich zum umgebenden Lebergewebe in mehr als 90 % der Fälle. Darüber hinaus korreliert die Verkürzung der Telomere mit der Entstehung von chromosomaler Instabilität in HCC-Zellen (Plentz et al. 2005).

▪ Spezifische Mechanismen der Hepatokarzinogenese bei chronischer Lebererkrankung (Kern et al. 2002)

▶ HBV

Das Hepatitis B Virus codiert für zwei transaktivierende Proteine, das HBx und das preS (langes Hüllprotein), welche die Expression vieler Onkogene in der Zelle aktivieren können. Darüber hinaus kann die Virus-DNA in das Wirtsgenom integrieren. Dies ist zwar, anders als bei den Retroviren, nicht für die Virusvermehrung erforderlich, stellt also einen zellulären "Unfall" dar, lässt sich aber in fast allen HBV-induzierten Tumoren nach-

weisen. Diese viralen Integrate finden sich nicht erst in der Tumor-DNA, sondern lassen sich bereits in der chronischen Hepatitis nachweisen. Sie destabilisieren nicht nur die zelluläre DNA und begünstigen damit weitere chromosomale Aberrationen, sondern können in Abhängigkeit vom Integrationsort Onkogene dauerhaft anschalten oder Tumorsuppressoren inaktivieren. Schließlich konnte auch gezeigt werden, dass die o.g. viralen transaktivierenden Proteine HBx und preS dauerhaft und in besonders hoher Konzentration von integrierten viralen Sequenzen produziert werden können.

▶ HCV

Das HCV integriert als RNA-Virus zwar nicht in die zelluläre DNA, dennoch wurden aber bereits für verschiedene HCV-Proteine transaktivierende Wirkungen auf zelluläre Onkogene beschrieben.

▶ Aflatoxine

Aus Untersuchungen in Entwicklungsländern mit hoher HCC-Rate ist eine eindeutige Korrelation mit der Nahrungsmittelkontamination durch Mykotoxine, insbesondere Aflatoxin B1 dokumentiert. In Korrelation mit dem genotoxischen Wirkmechanismus von Aflatoxin B1 konnte bei HCCs in diesen Ländern eine hohe Mutationsrate im Codon 249 des p53-Gens nachgewiesen werden, die sich bei HCCs aus nicht mykotoxin-verseuchten Ländern nicht findet. Ob dies der einzige Wirkmechanismus des Aflatoxins in der Hepatokarzinogenese ist, ist derzeit noch unklar; er stellt aber eines der Paradebeispiele der molekularen Tumorepidemiologie dar.

▶ Alkohol, NASH, Hämochromatose

Die molekularen Mechanismen der auf diesen Erkrankungen beruhenden HCCs sind bislang noch weniger gut verstanden. Es scheint sich jedoch herauszukristallisieren, dass die bei all diesen Erkrankungen nachweisbare vermehrte Radikalbildung ein wesentlicher Faktor ist (Jungst et al. 2004). Diese Radikale, insbesondere bei Anwesenheit im Zellkern, wirken mutagen auf die zelluläre DNA; verstärkte Radikalbildung wird darüber hinaus bei allen nekroinflammatorischen Prozessen beobachtet; ob hieraus die deutlichen Unterschiede im karzinogenen Potential z.B. zwischen Hämochromatose und chronischer alkoholbedingter Schädigung zu erklären sind, muss bislang dahingestellt bleiben.

1.3. HCC sind chromosomal hoch instabil, zeigen aber wiederkehrende chromosomale Aberrationen

Wie andere Karzinome des Erwachsenenalters zeichnet sich auch das HCC durch eine zunächst verwirrende Vielfalt auch größerer chromosomaler Veränderungen aus. Was zunächst völlig chaotisch erscheint, offenbart nach eingehender Untersuchung eine Reihe von Prinzipien (Moinzadeh et al. 2005). Einzelne chromosomale Mutationen entstehen bereits in prämalignen Dysplastischen Knoten und nehmen mit der malignen Transformation und zunehmender Progression erheblich an Zahl zu. Hierbei zeigen sich durchaus charakteristische, wiederkehrende Zugewinne und Verluste an bestimmten Chromosomenregionen, was in vielen Fällen mit entsprechenden Veränderungen in Tumorsuppressorgenen oder Onkogenen, die für das HCC bedeutsam sind, korreliert. Vielfach sind die Veränderungen gekoppelt, d.h. eine chromosomale Veränderung (bzw. das dadurch betroffene Tumorgen) bedingt offenbar das Auftreten weiterer (komplementärer) chromosomaler Veränderungen. Interessanterweise korrelieren auch eine Reihe chromosomaler Veränderungen mit der Ursache des HCC (HBV, HCV o.a.). Neueste Ergebnisse sprechen dafür, dass ähnliches auch für die epigenetischen Veränderungen (z.B. Methylierung) beim HCC gilt. Im Folgenden werden eine Reihe der wesentlich molekularen Veränderungen beim HCC dargestellt. Man kann davon ausgehen, dass die meisten dieser molekularen Veränderungen durch chromosomale Instabilität hervorgerufen sind. Als Ursache der chromosomalen Instabilität in HCCs gilt neben dem Verlust von Ploidie-Kontrollpunkten auch die Verkürzung der Telomere im Laufe chronischer Lebererkrankungen, wodurch chromosomale Fusionen, Brüche und Translokationen hervorgerufen werden (siehe oben).

1.4. In den Tumorzellen akkumulieren komplementäre, molekulare Veränderungen

Während der humanen Hepatokarzinogenese kommt es bis zur Entwicklung eines voll metastasierungsfähigen hochmalignen Tumors zur Akkumulation zahlreicher protumorigener Veränderungen, die in den Tumorzellen homogen ("clonal") fixiert sind (Kern et al. 2002) (El-Serag et al. 2007). Vieles spricht dafür, dass es sich hierbei nicht um eine regelmäßige Abfolge von verschiedenen Veränderungen handelt, sondern eine "darwinsche" Selektion verschiedener zufällig entstandener Ereignisse vorliegt. Um sich letztendlich durchzusetzen, muss die Tumorzelle verschiedene Eigenschaften aufweisen: sie muss sich rasch teilen können (Proliferation), der Apoptose widerstehen können (Antiapoptose), die Gefäßneubildung induzieren (Neoangiogenese), aktiv wandern können (Migration/Invasion), der Immunantwort entkommen und unabhängig von der ursprünglichen Umgebung in Fremdgewebe existieren und wachsen können. Diese Eigenschaften lassen sich in etablierten Tumorzelllinien tatsächlich demonstrieren und werden mit verschiedenen molekularen Ereignissen verknüpft: insbesondere sind dies die dysfunktionale Aktivierung zellulärer Onkogene, die Inaktivierung von Tumorsuppressorproteinen und die konstitutive Aktivierung von Wachstumsfaktoren-Signalwegen.

1.5. Aktivierung von Onkogenen, Wachstumsfaktoren und Stammzell-Signalwegen

Ein wesentliches Merkmal der Tumorentstehung ist neben der Inaktivierung von Kontrollpunktgenen die Aktivierung von Onkogenen und Signalwegen, die den Selbsterhalt und die Proliferation von Stammzellen regulieren. Die Aktivierung dieser Signalwege stimmt mit der aktuellen Hypothese überein, dass Tumore eine Subpopulation von Zellen enthalten, welche Stammzelleigenschaften besitzen und für die Malignität der Tumore essentiell sind. Es ist unklar, ob diese malignen Tumorstammzellen aus gewebsständigen Stammzellen hervorgehen oder aus differenzierten Zellen, die Stammzelleigenschaften reaktivieren. Die Regeneration der Leber ist zunächst nicht von Leberstammzellen abhängig sondern kann durch Teilung von Hepatozyten erfolgen. Es ist aber bekannt, dass es im Rahmen schwerer akuter Leberschädigungen und chronischer Lebererkrankungen zur Aktivierung von Leberstammzellen kommen kann. Es ist vorstellbar, dass eine aberrante Überaktivierung von Onkogen- und Stammzell-Signalwegen zur Hyperproliferation von Hepatozyten oder auch von Leberstammzellen führt. Dies könnte ähnlich dem Verlust von Kontrollpunktgenen zu einer selektiven Proliferation von Leberzellen im Stadium der Leberzirrhose führen.

Die häufigsten in menschlichen HCCs überaktivierten *Onkogen- und Stammzell-Signalwege* umfassen den MYC-Signalweg und den Wnt/β-Catenin-Signalweg. Die Mechanismen, die zur Überaktivierung dieser Signalwege führen sind nicht komplett verstanden, können aber durch chromosomale Instabilität mit Amplifikation der entsprechenden chromosomalen Abschnitte, Punktmutationen, aber auch durch transkriptionelle Aktivierung bedingt sein. Neben der Induktion einer selektiven Hyperproliferation könnte die Aktivierung dieser Signalwege auch zur Aktivierung von Telomerase und Immortalisierung von Lebertumorzellen führen und dadurch einen Tumorprogress induzieren (s. u.).

Eine wichtige onkogene Wirkung geht auch vom Prostaglandin-Signalweg aus, der in praktisch allen HCCs aktiviert ist und dessen Inhibierung z.B. durch COX-Inhibitoren therapeutische Perspektiven eröffnet (Kern et al. 2006).

Konstitutive Aktivierung von Wachstumsfaktoren-Signalwegen

In praktisch allen HCCs kommt es zur dauerhaften, entkoppelten Aktivierung von Wachstumsfaktoren-Signalwegen (IGFII-IGFIR; EGF/TGF-α-EGFR; HGF-MET), auch wenn die jeweils betroffenen Signalwege im gegebenen Tumor durchaus verschieden sind (Breuhahn et al. 2006); dies erklärt sich aus der vielfältigen Wirkweise (proliferativ, angiogen, motogen, antiapoptotisch) von Wachstumsfaktoren. Wachstumsfaktoren werden eben zu diesen Zwecken in der Embryo- und Organogenese sowie der Wundheilung und Regeneration benötigt. Für die Entstehung und Erhaltung des Tumors sind sie ebenfalls unverzichtbar. Die Aktivierung kann auf verschiedenen Ebenen erfolgen: durch vermehrte Ligandenexpression (z.B. beim *Insulin-like Growth Factor II* (Breuhahn et al.

2004); Hochregulation oder Mutation des Rezeptors (meist Tyrosinkinasen; z.B. MET) oder auch Komponenten der intrazellulären Signaltransduktions-Kaskade (z.B. TGF-β-Signalweg). Diese Signalwege stehen auch nicht isoliert, sondern interagieren untereinander und mit anderen Faktoren, so dass ein komplexes onkogenes Netzwerk entsteht. Aufgrund ihrer zentralen Bedeutung in der Tumorgenese sind die Wachstumsfaktorensignalwege derzeit das wichtigste und zentrale Ziel der molekularen Tumortherapie und zahlreiche Ansätze (z.B. gegen VEGF, EGFR, Her-2, KIT) befinden sich bereits erfolgreich in der klinischen Anwendung.

Telomeraseaktivierung

Die Aktivierung von Mechanismen zur Aufrechterhaltung der Telomerfunktion ist ein essentieller Schritt der Karzinogenese. Während kritische Telomerverkürzung zur Induktion chromosomaler Instabilität und damit zur Tumorentstehung führt (s. o.), geht man heute davon aus, dass die so entstandenen Tumorzellen ihre Telomere stabilisieren müssen, um die Entstehung genetischen Chaos und damit dem Zelltod zu entgehen. Die Aktivierung telomer-stabilisierender Mechanismen ist demzufolge für das immortale Wachstum von Tumorzellen und den Tumorprogress wesentlich.

Prinzipiell existieren zwei Mechanismen, mit denen Tumorzellen ihre Telomere stabilisieren können: (i) Das Enzym Telomerase: Dieses Enzym kann Telomere neu synthetisieren und besteht aus einer Reversen Transkriptase (TERT) und einer funktionellen RNA-Komponente (TERC), welche als Matrize zur Telomersynthese genutzt wird, (ii) Alternative Telomerverlängerung (ALT): Hierbei handelt es sich um einen alternativen Mechanismus der in Abwesenheit von Telomerase zur Verlängerung der Telomere führen kann. Die genaue Funktion dieses Mechanismus ist heute noch ungeklärt. Man weiß aber, dass hierbei DNA-Rekombination eine Rolle spielt. In menschlichen Tumoren ist die Aktivierung von Telomerase in über 80 % der Fälle nachweisbar und erscheint deswegen als wesentlicher Mechanismus der Tumorzellimmortalisierung und Tumorprogression im Menschen. Das HCC bildet hier keine Ausnahme und es zeigt sich eine Aktivierung von Telomerase in ~90 % der Fälle.

Die grundlegende Bedeutung der Telomer-Stabilisierung für den Tumorprogress wurde durch folgende Experimente bestätigt: (i) In Telomerase-Knockout-Mäusen ist der Tumorprogress gehemmt (Greenberg et al. 1999), (ii) Die Aktivierung von Telomerase ist essentiell, um menschliche Zellen in Tumorzellen zu transformieren (Hahn et al. 1999). Im Mausmodell der Hepatokarzinogenese wurde gezeigt, dass die Hemmung der Tumorprogression aufgrund von Telomerverkürzung auch unabhängig vom p53-Kontrollpunkt erfolgt und mit der Entstehung von massiver chromosomaler Instabilität einhergeht (Lechel et al. 2007).

Hinsichtlich der Hepatokarzinogenese könnte man die Bedeutung der Telomerlängenregulation in folgendem Modell zusammenfassen (☞ Abb. 1.3).

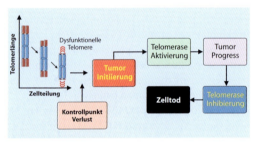

Abb. 1.3: Die Bedeutung von Telomerverkürzung und Telomeraseaktivierung für die Initiierung und Progression von hepatozellulären Karzinomen.

Telomerverkürzung als Folge chronischer Leberschädigung führt zur Induktion chromosomaler Instabilität und Tumorinitiierung. Durch Verlust von Kontrollpunktgenen, wie zum Beispiel p53, wird dieser Prozess verstärkt. In den so entstandenen transformierten Zellen muss aber Telomerase aktiviert werden, um die Entwicklung von genetischem Chaos und Zelltod zu verhindern. Die Aktivierung von Telomerase ist somit für das immortale Tumorzellwachstum und den Tumorprogress wesentlich. Die Inhibition von Telomerase könnte deswegen einen zukünftigen Therapieansatz darstellen (Djojosubroto et al. 2005), der zurzeit in den USA in klinischen Phase 1-Studien bei Lymphompatienten erprobt wird.

1.6. Verlust von Tumorsuppressoren/Kontrollpunkten

Die Aktivierung von Zellzyklus- und Apoptosekontrollpunkten limitiert die Proliferationsfähigkeit und das Überleben von Zellen in Antwort auf Telomerdysfunktion (siehe oben). Es gibt Hinweise, dass diese Kontrollpunkte in der chronisch geschädigten Leber aktiviert werden. Seneszente Hepatozyten sind in der zirrhotischen Leber, nicht aber in nicht-zirrhotischen Leberbiopsien gleichaltriger Patienten nachweisbar (Allsopp 2008). Es ist denkbar, dass die Ausschaltung von Seneszenz oder Apoptosekontrollpunkten zur Selektion tumorsuszeptibler Zellen führt. Der Verlust von Kontrollpunktgenen könnte darüber hinaus die Entstehung von chromosomaler Instabilität in Antwort auf Telomerdysfunktion verstärken, da telomerdysfunktionelle Zellen ungehemmt weiterproliferieren würden.

Ein wesentlicher Kontrollpunkt, der in Antwort auf Telomerdysfunktion Seneszenz auslöst, ist der p53-Signalweg. Eine Inaktivierung oder Hemmung des p53-Signalweges ist eine der häufigsten molekularen Läsionen in menschlichen HCCs (El-Serag und Rudolph 2007). Zwar ist die Rate der p53-Mutationen mit 20-40 % relativ gering, allerdings treten Defekte in anderen Komponenten des p53-Signalweges (ARF, Mdm2/4, Gankyrin) in 80-100 % der Fälle auf (☞ Abb. 1.4). Interessanterweise können eine Reihe von p53-Mutationen zusätzlich auch onkogene Wirkung entfalten (Singer et al. 2007). In Verbindung mit der Telomerdysfunktion verstärkt die p53-Inaktivierung die Entwicklung chromosomaler Instabilität und damit die Karzinogenese (Artandi et al. 2000). Ein ähnlicher Zusammenhang könnte auch für die Entstehung von HCCs auf dem Boden einer chronischen Leberschädigung im Menschen von Bedeutung sein, da die Verkürzung der Telomere in Verbindung mit einem Verlust von Kontrollpunktgenen bereits in potenziellen HCC-Vorläuferläsionen auftritt (Plentz et al. 2007).

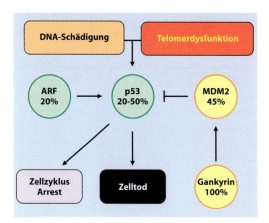

Abb. 1.4: Die Inaktivierung des p53-Signalweges ist eine der häufigsten molekularen Alterationen in der Hepatokarzinogenese.

Telomerdysfunktion und DNA-Schädigung induziert durch oxidativen Stress oder durch Onkogene führen zur Aktivierung des p53-Signalwegs. Im hepatozellulärem Karzinom liegen häufig Aberrationen im p53-Signalweg vor. Im Vergleich zu anderen menschlichen Tumoren ist aber weniger das p53 Gen selbst mutiert. Häufiger findet sich dagegen eine Aktivierung von Gankyrin und Mdm2, wodurch es zur Inhibition von p53 kommt.

Neben der Inaktivierung des p53-Signalweges kommt es in menschlichen HCCs auch häufig zur Inaktivierung/Hemmung von p16 und p27 Zellzykluskontrollgenen. Der mechanistische Zusammenhang dieser Kontrollpunktgene mit der Inhibition von Zellproliferation in Antwort auf Telomerdysfunktion ist derzeit noch nicht vollständig verstanden. Es erscheint prinzipiell möglich, dass diese Kontrollpunkte Telomer-unabhängige Mechanismen der Tumorsuppression im Stadium der Leberzirrhose darstellen. Allerdings ist die Induktion von p16 auch mit der Aktivierung von Seneszenz in menschlichen Fibroblasten in Verbindung gebracht worden und eine Inaktivierung des p16-Kontrollpunktes fällt mit der Verkürzung der Telomere in HCC-Vorläuferläsionen zusammen (Plentz et al. 2007).

Andere Tumorsuppressoren, die häufig im HCC inaktiviert werden, sind der Zellzyklusregulator RB-1 und das Zell-Zell-Kontaktprotein E-Cadherin (Prange et al. 2003), dessen Verlust mit erhöhter Invasions- und Metastasierungsfähigkeit korreliert.

2. Epidemiologie des HCC und Bedeutung viraler Hepatitiden

Das hepatozelluläre Karzinom (HCC) stellt weltweit die dritthäufigste krebsbedingte Todesursache dar (☞ Abb. 2.1) und gehört zu den fünf häufigsten Karzinomen (El-Serag et al. 2007). Es sind zahlreiche epidemiologische Besonderheiten des HCC zu beachten, die u.a. geographische, ethnische, geschlechtsspezifische und umweltspezifische Unterschiede betreffen. In Deutschland hat sich die Mortalitätsrate für das HCC in den letzten 30 Jahren fast verdreifacht. Mittlerweile gehört auch in Deutschland dieser früher als sehr selten angesehener Tumor zu den 10 häufigsten Todesursachen aufgrund von Karzinomen (Greten et al. 2006). Veränderungen in der HCC-Inzidenz sind insbesondere auf virus-assoziierte Karzinome und die starke Zunahme der Adipositas zurückzuführen. In den letzten Jahren haben sich die therapeutischen Möglichkeiten gegen virale Hepatitiden jedoch stark verbessert. Allerdings haben diese Therapien bisher noch nicht zu einer gesicherten Reduktion der HCC-Inzidenz geführt. Längere Nachbeobachtungsstudien sind hier erforderlich.

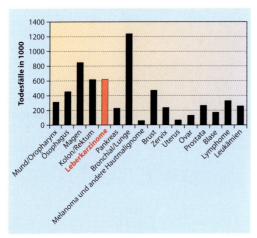

Abb. 2.1: Weltweite Sterblichkeit an verschiedenen Malignomen im Jahre 2003 nach Angaben der WHO (http://www.who.int/research/en/).

2.1. Weltweite HCC-Inzidenz

In China werden mehr als die Hälfte aller jährlichen neuen HCC-Fälle diagnostiziert. Die HCC-Inzidenz beträgt bei chinesischen Männern

35/100.000 und bei Frauen 13,3/100.000. Ähnliche hohe oder zum Teil sogar noch höhere Inzidenzen wurden für Süd Korea, Thailand und zentralafrikanische Länder beschrieben. Im Gegensatz dazu sind HCC-Neuerkrankungen mit weniger als 5 Fällen pro 100.000 Einwohner deutlich seltener in Südamerika, Nordamerika, Australien und Mittel- und Nordeuropa. Für die südeuropäischen Länder Spanien, Griechenland und Italien liegen die Inzidenzen je nach Geschlecht zwischen 5 und 20/100.000. Die regionalen Unterschiede beruhen nicht nur auf unterschiedliche Exposition gegenüber Risikofaktoren, sondern sind auch auf genetische Unterschiede zurückzuführen. In den USA beträgt das relative Risiko, an einem HCC zu erkranken, zwischen Asiaten, Afroamerikanern und Kaukasiern etwa 4:2:1 (El-Serag et al. 2007).

Von großer Bedeutung ist, dass die HCC-Inzidenz in einigen Hepatitis B-Endemiegebieten Asiens sich in den 80-iger und 90er Jahren deutlich reduziert hat. Insbesondere die Einführung der regelhaften Hepatitis B-Impfung von Neugeborenen hat mittlerweile zu einer messbaren HCC-Reduktion geführt, wie für Taiwan eindrucksvoll gezeigt werden konnte (☞ Abb. 2.2) (Chang et al. 1997). Im Gegensatz dazu ist für Länder mit niedrigen Inzidenzen ein deutlicher Anstieg seit den 1970iger Jahren berichtet worden, was in der Regel auf die Hepatitis C Virusinfektion und die zunehmende Adipositas in westlichen Ländern zurückgeführt wird.

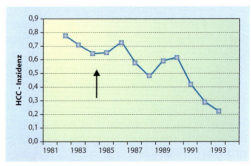

Abb. 2.2: Reduktion der HCC-Rate bei Kindern in Taiwan nach Einführung der Impfung aller Neugeborenen gegen Hepatitis B.

■ Geschlechtsspezifische Unterschiede und Alter

Das Risiko an einem HCC zu erkranken ist in allen untersuchten Populationen deutlich höher bei Männern als bei Frauen. Das relative Risiko für Männer beträgt etwa 2:1 bei Asiaten und mehr als 5:1 bei Europäern. Die Ursachen für diese Unterschiede liegen zum Teil in geschlechtsspezifischen Expositionen gegenüber Risikofaktoren. Männer sind häufiger chronisch mit HBV und HCV infiziert und konsumieren häufiger Alkohol und Nikotin. Aber auch unabhängig von diesen Risikofaktoren stellt männliches Geschlecht ein Risikofaktor für die Entwicklung eines HCC dar (Lee et al. 1999), was auch durch experimentelle Studien in Mäusen bestätigt wurde (El-Serag et al. 2007; Naugler et al. 2007). Diese Daten legen somit den Schluss nahe, dass Androgene und Östrogene differentiell an der HCC-Entstehung und am Tumorwachstum beteiligt sind. Die therapeutischen Konsequenzen für Patienten mit chronischen Lebererkrankungen sind allerdings noch unklar, sodass aktuell keine eindeutige Empfehlung z.B. zur postmenopausalen Gabe von Östrogenen bei Frauen mit anderen Risikofaktoren für ein HCC gegeben werden kann.

Frauen sind im Mittel mindestens 5 Jahre älter als Männer zum Zeitpunkt der Erstdiagnose eines HCC. In Regionen mit niedriger HCC-Inzidenz liegt der Erkrankungsgipfel meist jenseits des 70. Lebensjahres während in den Hochrisikopopulationen Asiens und Afrikas der Erkrankungsgipfel unterhalb von 60 Jahren liegt. Fortgeschrittenes Alter ist in fast allen Kohortenstudien mit dem Endpunkt HCC-Entstehung als unabhängiger Risikofaktor identifiziert worden. So stellen auch bei hochvirämischer Hepatitis B Virusinfektion HCC-Fälle bei Patienten, die jünger als 30 Jahre sind, eine Rarität dar. Im Gegensatz dazu, ist ein regelmäßiges Screening auf HCC insbesondere bei älteren Patienten indiziert.

2.2. Nicht-virale Risikofaktoren

■ Aflatoxin und Vinylchlorid

Aflatoxin B1 ist in zahlreichen Studien als Hepatokarzinogen eindeutig identifiziert worden. Nach der Aufnahme mit der Nahrung wird es in den aktiven Metaboliten AFB1- exo8,9-epoxid metabolisiert, welches an DNA bindet und zu einer charakteristischen Mutation im p53 Tumorsuppressorgen führt (p53 249^{ser}). Diese Mutation wird in ca. 50 % der HCCs in Gebieten mit einem hohen Aflatoxinvorkommen gefunden. Aflatoxin B1 wird von Aspergillen produziert, die insbesondere in feuchter und warmer Umgebung auf Mais und Erdnüssen wachsen. Bei gleichzeitiger HBV Infektion steigt nach Aflatoxinexposition das Risiko für ein HCC dramatisch an (Qian et al. 1994).

Arbeiter in entsprechenden Fabriken können größeren Mengen von Vinylchlorid ausgesetzt werden. Während eine Assoziation mit Angiosarkomen der Leber als gesichert angenommen werden kann, ist die Datenlage für eine Assoziation mit HCCs nicht eindeutig. Eine Metaanalyse hat ein leicht erhöhtes Risiko gefunden, andere Lebertumoren als Angiosarkome zu entwickeln, wenn eine Vinylchloridexposition vorlag (Boffetta et al. 2003). Diese Studie beinhaltete aber auch andere Lebertumore inklusive cholangiozellulärer Karzinome und Gallenblasentumore, sodass aktuell keine Studien vorliegen, die eine signifikante Assoziation zwischen Vinylchloridexposition und einer HCC-Entstehung zeigen.

■ Alkohol

Alkoholkonsum ist in Deutschland die häufigste Ursache, eine Leberzirrhose zu entwickeln. Damit ist regelmäßiger Alkoholkonsum (>50-70 g/Tag) ein wesentlicher Risikofaktor für eine HCC-Entstehung. Allerdings finden sich HCC fast ausschließlich bei Alkoholikern, die bereits eine Leberzirrhose entwickelt haben. Damit einhergehend gibt es keine starke Evidenz, dass Alkohol direkt einen karzinogenen Effekt hat. Es ist darauf hinzuweisen, dass Alkohol synergistische Effekte für eine Zirrhoseentwicklung und HCC-Entstehung mit Hepatitisviren hat. Diese synergistischen Effekte bestehen insbesondere mit dem HCV weniger mit HBV (El-Serag et al. 2007). Alkohol beeinflusst nicht nur den Verlauf viraler Hepatitiden, sondern auch das Therapieansprechen auf eine antivirale Therapie mit Interferon alpha. Die Gründe für diese negativen Effekte sind vielfältig und werden zum einen immunologisch über eine Teil-Hemmung der Funktion von T-Zellen und dendritischen Zellen, zum anderen durch Interaktionen mit Interferon-Signalwegen sowie durch die Beeinflussung von zellulären Regulatoren von Proliferation und Apoptose erklärt.

▪ Nikotinkonsum

Die Bedeutung von Nikotinkonsum für die HCC-Entstehung wird sehr kontrovers diskutiert. Es liegen zahlreiche positive wie negative Studien vor. Das Problem vieler Untersuchungen ist die zum Teil nur unzureichende Stratifizierung für andere Risikofaktoren wie Hepatitisvirusinfektionen oder Alkoholkonsum. Insgesamt ist die Assoziation von Nikotinkonsum und HCC-Entstehung nur gering ausgeprägt, könnte aber bei Frauen ausgeprägter als bei Männern sein. Nikotinkonsum ist ebenfalls als schwacher Risikofaktor für die Entwicklung einer Leberzirrhose identifiziert worden und sollte daher möglichst vermieden werden, auch wenn insgesamt die Assoziation mit dem HCC nur gering ist.

▪ Adipositas und Diabetes mellitus

Das Risiko, an einem Leberkarzinom zu sterben ist bei amerikanischen Männern mit einem BMI von >35 kg/m^2 fünffach höher als bei Normgewichtigen (Calle et al. 2003). Ähnliche Daten ergaben sich in zwei großen populationsbasierten Studien aus Skandinavien, wobei in den europäischen Studien im Gegensatz zur amerikanischen Kohorte das HCC-Risiko auch für adipöse Frauen erhöht war (El-Serag et al. 2007).

Übergewicht und Adipositas sind häufig mit einer Leberverfettung assoziiert. Die reine *Steatosis hepatis* ohne entzündliche Aktivität ist von der nichtalkoholischen Fettleberhepatitis (NASH) abzugrenzen, bei sich histologisch und/oder biochemisch eine signifikante entzündliche Aktivität nachweisen lässt. Während die reine Fettleber einen sehr guten Langzeitverlauf zeigt, stellt die NASH ein zunehmendes Problem dar mit Zirrhoseentwicklungen, die sich in der Häufigkeit nicht signifikant von einer Hepatitis C Virusinfektion unterscheiden. Mehr als 80 % aller NASH Patienten weisen eine hepatische Insulinresistenz auf, weshalb die NASH auch als hepatische Manifestation des metabolischen Syndroms angesehen wird. Zahlreiche Studien haben gezeigt, dass Patienten mit einer "kryptogenen" Hepatitis oder "kryptogenen" HCCs sehr häufig übergewichtig waren und histologisch Zeichen einer NASH auswiesen. Das Risiko, dass Patienten mit einer NASH eine Leberzirrhose entwickeln wird zwischen 10 % und 30 % angegeben. Ebenso ist das wohl Risiko für ein HCC erhöht, wobei es allerdings nur sehr wenige

gute prospektive Kohortenstudien mit dem Endpunkt HCC gibt. In einer populationsbasierten Studie aus Minnesota mit 420 NASH Patienten ohne andere Risikofaktoren für Lebererkrankungen hatten nach einer mittleren Nachbeobachtungszeit von nur 7,6 Jahren bereits 5 % der Patienten eine Leberzirrhose und 2 Patienten ein HCC entwickelt (Adams et al. 2005). Studien mit einer längeren Laufzeit sind allerdings erforderlich, um das genaue Risiko einer unkomplizierten NASH für die HCC-Entstehung zu bestimmen.

Zahlreiche Fallkontrollstudien hatten bereits eine Assoziation von Diabetes mellitus und HCC ergeben. Diese Daten konnten in mindestens drei amerikanischen und europäischen Kohortenstudien bestätigt werden (El-Serag et al. 2004). Das relative Risiko für ein HCC war in allen Studien zwischen 2-3-fach erhöht bei Diabetikern im Vergleich zu Nicht-Diabetikern. Zwar sind die meisten Studien in Ländern mit niedriger HCC-Prävalenz durchgeführt worden, allerdings konnte Diabetes mellitus mittlerweile auch in hochendemischen Gebieten als bedeutender Risikofaktor für ein HCC identifiziert werden.

▪ Kaffeekonsum

Zahlreiche Studien haben eine – dosisabhängige – **Reduktion** des Risikos für erhöhte Leberwerte und Lebererkrankungen mit Kaffeekonsum identifiziert(Ruhl et al. 2005). Darüber hinaus reduziert Kaffee das Risiko für Diabetes mellitus und Gallensteine. Betreffend einer möglichen negativen Assoziation zwischen HCC und Kaffeekonsum sind mehrere große Fallkontrollstudien veröffentlicht worden, die alle eine 25-75 %ige Risikoreduktion für eine HCC-Entstehung gezeigt haben für Patienten, die mindestes 2-4 Tassen Kaffee pro Tag getrunken haben. Es ist allerdings zu berücksichtigen, dass nur wenige Studien differenziert haben zwischen der Reduktion des Risikos, eine Lebererkrankung zu entwickeln, und des Risikos, ein HCC zu entwickeln. Dennoch ist Patienten mit chronischen Lebererkrankungen aufgrund der Gesamtdatenlage zu empfehlen, täglich mindestens 3-4 Tassen Kaffee zu trinken.

2.3. Hepatitis B

▪ Natürlicher Verlauf

Weltweit ist die Hepatitis B Virusinfektion die häufigste Ursache für ein HCC. Ca. 300-350 Millionen sind mit dem HBV infiziert (☞ Abb. 2.3). Das Risiko, ein HCC zu entwickeln hängt bei Hepatitis B insbesondere von der HBV-Viruslast ab. In einer prospektiven Langzeitstudie mit fast 4000 Hepatitis B Patienten aus Taiwan, haben mehr als 15 % der Patienten, die zum Studienbeginn eine HBV-Viruslast über 1×10^6 Kopien/ml hatten, nach 13 Jahren ein HCC entwickelt (Chen et al. 2006). Das Risiko eine Leberzirrhose oder ein HCC zu entwickeln, war aber auch bereits ab einer HBV-DNA von 10.000 Kopien/ml (entsprechend ca. 2.000 IU/ml) erhöht. Daher haben die neuen deutschen Leitlinien des Kompetenznetz Hepatitis und der Deutschen Gesellschaft für Verdauungs- und Stoffwechselkrankheiten zur Diagnose und Behandlung der Hepatitis B die Grenze zur Therapieevaluation von 100.000 Kopien auf 10.000 Kopien HBV-DNA/ml gesenkt (Cornberg et al. 2007). Bei hochvirämischen Patienten sind in bis zu 30 % der Fälle auch HCCs zu beobachten, wenn noch keine Leberzirrhose vorliegt. Neben der Höhe der HBV-Virämie sind weitere unabhängige HCC-Risikofaktoren bei HBsAg-positive Patienten männliches Geschlecht, ein positives HBeAg, erhöhte Serum ALT (GPT)-Spiegel und Hepatitis C Viruskoinfektionen. Virale Faktoren spielen ebenfalls eine Rolle bei der HCC-Entstehung. So finden sich in Asien HCCs häufiger bei Patienten, die mit dem HBV-Genotyp C infiziert sind, in Südeuropa häufiger bei Patienten, die mit dem HBV-Genotyp D infiziert sind. Weiterhin sind Mutationen in der HBV-Präcore-Region mit HCC assoziiert worden.

Nicht nur Patienten mit einer chronischen Hepatitis B Virusinfektion, die HBsAg positiv sind, sondern auch Patienten, die eine Hepatitis B Virusinfektion serologisch ausgeheilt haben, haben ein erhöhtes HCC Risiko. Jeder immunkompetente Patient, der Kontakt mit dem HBV hatte, entwickelt anti-HBc. In zahlreichen Studien zu Patienten mit verschiedenen anderen Ursachen für eine Lebererkrankung ist gezeigt worden, dass HBsAg-negative/anti-HBc-positive Patienten (serologisch ausgeheilte Hepatitis B) ein erhöhtes HCC-Risiko besitzen. Es ist zu beachten, dass eine HBV-Infektion ähnlich wie Herpesvirusinfektionen nie komplett ausgeheilt wird. Diese sogenannte okkulte Hepatitis B ist durch den Nachweis von HBV-DNA mit hochsensitiven PCRs im Serum, Blutzellen oder direkt in der Leber definiert. Bisher gibt es

allerdings keine Untersuchungen, die einen potentiellen Nutzen einer antiviralen Therapie der okkulten Hepatitis B im Bezug auf die Verhinderung eines HCC gezeigt haben. Eine präemptive Behandlung von anti-HBc-positiven Patienten ohne Nachweis eines HBsAg ist lediglich vor Einleitung einer Immunsuppression indiziert, um Reaktivierungen der Hepatitis B zu verhindern, die zum Teil fulminante Verläufe nehmen können (Cornberg et al. 2007).

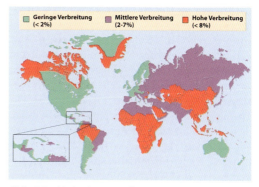

Abb. 2.3: Verbreitung des Hepatitis B Virus (www.cdc.gov).

■ Therapie der Hepatitis B

Zur Therapie der chronischen Hepatitis B sind auf der einen Seite rekombinantes Interferon alpha bzw. pegyliertes Interferon alpha-2a sowie auf der anderen mehrere HBV-Polymeraseinhibitoren zugelassen. Der Einsatz dieser Substanzen hat unterschiedliche Ziele. Interferon wird für eine begrenzte Dauer von 6-12 Monaten gegeben, insbesondere bei Patienten, die mit dem HBV-Genotyp A infiziert sind. Zu beachten sind beim Einsatz von Interferon alpha die signifikanten Nebenwirkungen, die nicht nur in grippeartigen Symptomen sondern auch in der Induktion von Autoimmunerkrankungen und schweren psychiatrischen Symptomen bestehen. Demgegenüber sind die Polymeraseinhibitoren sehr gut verträglich und fast nebenwirkungsfrei. Alle zugelassenen Substanzen müssen einmal täglich oral eingenommen und nur bei Niereninsuffizienz in der Dosis angepasst werden. Die Substanzen sind in Nukleosidanaloga (Lamivudin, Telbivudin, Entecavir) und Nukleotidanaloga (Adefovir, Tenofovir) einzuteilen. Die Wahl der Substanz richtet sich nach antiviraler Potenz und Resistenzbarriere, die sehr unterschiedlich sind. Während eine Lamivudintherapie mit einer Selektion von HBV-resistenten Varianten in bis zu 20 % pro Jahr assoziiert ist, entwickeln nur sehr wenige Patienten unter Tenofovir und Entecavir eine Resistenz, sofern sie nicht mit anderen Substanzen vorbehandelt worden sind. Grundsätzlich gilt, dass die Therapie anzupassen ist, wenn die Patienten nicht nach 6-12 Monaten HBV-DNA negativ geworden sind oder sich aber eine Resistenz (Anstieg der HBV-DNA um eine log-Stufe) entwickelt hat. In der Regel sollte dann eine sogenannte "add-on" Strategie durchgeführt werden, d.h. die laufende Therapie wird trotz Resistenz fortgesetzt, es wird aber aus der anderen Gruppe der HBV-Polymeraseinhibitoren eine Substanz hinzugegeben (Nukleotidanalogon zum Nukleosidanalogon oder umgekehrt). Es macht keinen Sinn, zwei der derzeit zugelassenen Nukleosidanaloga miteinander zu kombinieren. Die Therapiedauer bei oraler Therapie ist nicht genau definiert, sollte aber bei initial HBeAg-positiven Patienten bis 12 Monate nach HBeAg-Serokonversion und bei initial HBeAg-negativen Patienten dauerhaft durchgeführt werden (Cornberg et al. 2007).

Eine erfolgreiche antivirale Therapie ist mit einer Reduzierung von klinischen Endpunkten (Dekompensation und Überleben) bei Patienten mit HBV-induzierter Leberzirrhose assoziiert (Greten et al. 2006). Es liegen allerdings bisher noch keine Langzeitstudien vor, die auch eine signifikante Reduktion von HCCs durch eine antivirale Therapie belegen. Eine Metaanalyse hat für den Einsatz von Interferon alpha zwar einen Trend zu einer geringeren HCC-Entstehung gezeigt, der Unterschied war aber nicht signifikant (Craxi et al. 2003). Grundsätzlich zeigen aber auch die Daten der REVEAL-Studie, dass ein Abfall der HBV-DNA im Verlauf das HCC-Risiko reduziert. Ob eine therapeutisch-induzierte Reduktion der HBV-Viruslast langfristig ähnliche Effekte zeigt, ist zwar möglich und natürlich wünschenswert, jedoch in den aktuell laufenden Langzeittherapiestudien noch zu beweisen.

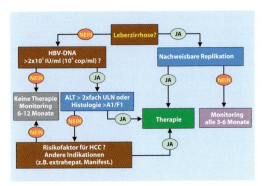

Abb. 2.4: Indikation zur Therapie der Hepatitis nach den aktuellen deutschen Leitlinien (mod. nach Cornberg et al. 2007).

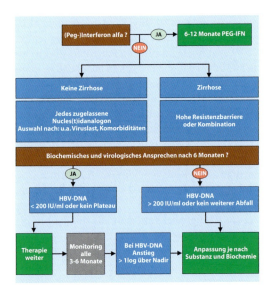

Abb. 2.5: Therapiealgorithmus der Hepatitis B nach den aktuellen deutschen Leitlinien (mod. nach Cornberg et al. 2007).

2.4. Hepatitis D

Die Hepatitis D Virusinfektion ist die am schnellsten progrediente chronische Virushepatitis. Sie kommt ausschließlich als Koinfektion von HBsAg-positiven Patienten vor, da das HDV das HBsAg als Hülle benutzt. Damit vermittelt eine Impfung gegen Hepatitis B auch einen Schutz gegen Hepatitis D. Die Delta Hepatitis ist endemisch insbesondere in Südeuropa und der Türkei sowie im Amazonasgebiet von Brasilien. In Deutschland betrifft die HDV-Infektion primär Migranten aus der Türkei und aus den ehemaligen Republiken der Sowjetunion sowie Drogenabhängige. Anti-HDV-positive Hepatitis B Patienten entwickeln häufiger und schneller eine Leberzirrhose und zeigen auch häufiger HCCs. In der Osttürkei sind ca. 50 % der HCCs auf eine Hepatitis D zurückzuführen (Wedemeyer et al. 2007).

Die einzig effektive Therapie der HDV-Infektion ist die Gabe von Interferon alpha. Alle bisher untersuchten Nukleosid- und Nukleotidanaloga sind unwirksam gegen HDV. Mit der Gabe von PEG-Interferon alpha-2a ist eine HDV-Ausheilung in ca. ein Viertel aller Patienten mit Delta Hepatitis zu erreichen, wie wir kürzlich in der bisher weltweit größten Studie zur Therapie der HDV-Infektion (die "HIDIT-1-Studie") zeigen konnten. Die Therapie sollte für mindestens 48 Wochen durchgeführt werden (Wedemeyer et al. 2007).

2.5. Hepatitis C

Weltweit sind ca. 130 Millionen Menschen chronisch mit dem HCV infiziert. Die HCV-Infektion ist insbesondere in Europa, den USA und Japan eine wesentliche Ursache für eine HCC-Entstehung. Zwischen 30 % und 90 % aller HCC Patienten sind in diesen Ländern anti-HCV positiv. Das HCC-Risiko ist dabei, im Gegensatz zur Hepatitis B, unabhängig von der HCV Viruslast. Wichtige Kofaktoren sind Alkoholkonsum, HIV- und HBV-Koinfektionen, deutlich erhöhte Transaminasen (ALT >150 U/l), Diabetes, höhere Lebensalter und männliches Geschlecht. Bei der Hepatitis C finden sich HCCs fast ausschließlich auf dem Boden einer Leberzirrhose, welche sich je nach dem Vorhandensein von Kofaktoren in 0,4-40 % der Patienten nach 20-30 Jahren entwickelt. Wichtig ist, dass ebenfalls im Unterschied zur HBV-Infektion, praktisch keine HCC bei HCV-RNA-positiven Menschen gefunden werden, die jünger als 40 Jahre sind. Das Risiko sowohl für eine Zirrhoseentwicklung als auch eine HCC-Entstehung steigt insbesondere bei Patienten, die älter als 60 Jahre sind.

Die Therapie der Hepatitis C besteht in der Gabe von pegyliertem Interferon (PEG-IFN alpha 2a oder PEG-IFN alpha-2b) in Kombination mit Ribavirin für 24-48 Wochen. Hiermit sind bei Patienten, die mit dem HCV-Genotyp 1 infiziert sind, Ausheilungsraten zwischen 40 % und 60 % zu erreichen. HCV-Genotyp 2 oder 3-infizierte Pa-

tienten heilen in 70-90 % aus, außerdem ist hier ein kürzere Therapie ausreichend. Es ist allerdings zu berücksichtigen, dass eine große Zahl der Patienten aufgrund von Kontraindikationen nicht mit dieser Therapie behandelbar ist und 10-25 % die Behandlung aufgrund von Nebenwirkungen abbrechen müssen. Weiterhin sind Patienten mit fortgeschrittenen Stadien der Lebererkrankung nicht therapierbar (Manns et al. 2006).

PEG-Interferon alpha-2a (Pegasys) (180 µg) PEG-Interferon alpha-2b (PegIntron) (1,5 µg/kg) + Ribavirin 800-1200 (1400) mg
• Genotyp 1/4: 48 Wochen   Genotyp 2/3: 24 Wochen
• Therapiestopp Woche 12, wenn nicht mindest. 2-log Abfall HCV-RNA

Abb. 2.6: Standardtherapie der Hepatitis C.

Die eine erfolgreiche Therapie von Hepatitis C Patienten mit fortgeschrittener Fibrose oder bereits bestehender Zirrhose war in asiatischen Studien mit einer Reduktion der Rate hepatischer Dekompensationen, der HCC-Entstehung und einer Verbesserung des Überlebens assoziiert. Für die Endpunkte Überleben und Verhinderung von Dekompensationen konnte dies nun auch für eine europäische und kanadische Kohorte bestätigt werden (Veldt et al. 2007). Allerdings zeigte sich kein signifikanter Unterschied für das Auftreten von HCC in dieser Studie, auch wenn ein Trend für eine Risikoreduktion zu beobachten war. Es ist weiterhin zu beachten, dass in mehreren Studien auch nach virologischer Ausheilung der HCV-Infektion Fälle von HCCs berichtet wurden, so dass in jedem Falle ein fortgesetztes Monitoring von Patienten mit HCV-induzierter Zirrhose zu empfehlen ist, unabhängig vom Therapieansprechen.

Das Konzept einer niedrig-dosierten Interferon Dauertherapie bei Therapieversagern mit dem Ziel Fibroseprogression und HCCs zu verhindern, wird aktuell in mehreren großen internationalen Studien untersucht. Erste Ergebnisse der amerikanischen HALT-C Studie wurden im November 2007 vorgestellt. Hier wurden über 1000 Hepatitis C Patienten mit fortgeschrittener Fibrose oder Zirrhose randomisiert für eine reine Beobachtung oder aber eine Gabe von 90 µg PEG-Interferon alpha-2a einmal pro Woche. Enttäuschenderweise zeigte sich nach 3,5 Jahren für keinen der klinischen Endpunkte ein Unterschied zwischen beiden Gruppen. Hepatische Dekompensationen wurden bei 14 % der behandelten und 13 % der unbehandelten Patienten gesehen. HCC traten jeweils bei 3 % auf und 7 % der therapierten und 5 % der nicht-therapierten Patienten starben im Studienzeitraum.

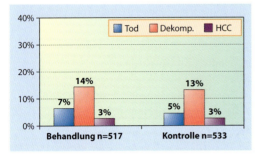

Abb. 2.7: Ergebnisse der "HALT-C"-Studie. Es wurde niedrig-dosiertes PEG-Interferon alpha-2a (90 µg) einmal pro Woche gegeben. Alle Patienten hatten eine Hepatitis Virusinfektion mit fortgeschrittener Fibrose oder Zirrhose (mod. nach Di Bisceglie, AASLD 2007, LB1).

Diese Daten zeigen, dass im Rahmen einer kontrollierten Studie zum einen die HCC-Rate trotz bereits bestehender fortgeschrittener Fibrose geringer war als angenommen (<1 % pro Jahr) zum andern es keine Indikation zu einer Interferondauertherapie bei nicht erreichtem virologischen Ansprechen gibt.

Neuere, direkt antivirale Substanzen, die gegen die HCV-Protease und HCV-Polymerase gerichtet sind, befinden sich aktuell in Phase-II Studien (Manns et al. 2006). Erste Ergebnisse sind vielversprechend und scheinen zum einen die Ansprechraten in Kombination mit der derzeitigen Standardtherapie steigern zu können auf der anderen Seite aber auch eine Therapieverkürzung zu ermöglichen. Allerdings ist aktuell in jedem Falle weiterhin ein Kombination mit Interferon alpha notwendig, da sich sehr rasch innerhalb von wenigen Tagen in der Monotherapie Resistenzen gegen Proteaseinhibitoren entwickeln. Mit einer Zulassung der ersten neuen Substanzen ist allerdings nicht vor 2011 zu rechnen.

 ## Zusammenfassung

Das HCC ist eine multifaktorielle Erkrankung, die weltweit große epidemiologische Unterschiede aufweist. Zahlreiche Risikofaktoren sind zu vermeiden bzw. mittlerweile erfolgreich therapierbar. Allerdings fehlen für viele präemptive Therapiekonzepte wirklich "harte" Daten, dass z.B. eine erfolgreiche antivirale Therapie der Hepatitis B und C HCCs verhindert. Hier sind weitere Studien mit längerer Nachbeobachtung abzuwarten. Bis dahin bleibt den Patienten nur, gegebenenfalls ihr Gewicht zu reduzieren und ausreichend Kaffee zu trinken.

Faktor	Relatives Risiko für ein HCC
Hepatitis B Virusinfektion	+++
- hohe Viruslast ($>1 \times 10^6$ Kopien/ml)	+++++
- mittlere Viruslast ($>1 \times 10^4$ aber $< 1 \times 10^4$ Kopien/ml)	+++
- niedrige Viruslast ($<1 \times 10^4$ Kopien/ml)	+
- HBeAg-positiv	+++
Hepatitis C Virusinfektion	++
- Hepatitis C + Alkohol (>50-70 g/Tag)	++++
- Hepatitis C + Diabetes mellitus	+++
Alkohol	++
Diabetes mellitus	+
Übergewicht	+
Fettleberhepatitis (NASH)	+
Männliches Geschlecht	+
Kaffeekonsum (>4 Tassen/Tag)	-
Nikotinkonsum	(+)
Aflatoxin	+++
Vinylchlorid	- (?)

Tab. 2.1: Risikofaktoren für ein HCC.

3. Diagnostik des hepatozellulären Karzinoms

Im letzten Jahrzehnt konnten wesentliche therapeutische Fortschritte bei der Behandlung von Patienten mit hepatozellulärem Karzinom erzielt werden. Eine genaue Stadieneinteilung ist erforderlich, da neben operativen Therapien sowohl lokal-interventionelle Verfahren als auch seit kurzem eine medikamentöse Behandlung etabliert werden konnten. Neben der Tumorausbreitung spielt bei der Behandlung von Patienten mit HCC auch das Ausmaß der zugrunde liegenden Leberfunktionsstörung eine bedeutende Rolle. Im Folgenden wird ein Überblick über aktuelle Empfehlungen zur Diagnostik bei Patienten mit Verdacht auf bzw. nachgewiesenem hepatozellulären Karzinom gegeben.

3.1. Früherkennung

Die Symptome beim HCC sind oft uncharakteristisch und unterscheiden sich meist nicht von denen bei Patienten mit Leberzirrhose ohne Vorliegen eines HCC. Obwohl der Stellenwert von Früherkennungsprogrammen bei Patienten mit chronischen Lebererkrankungen in der Literatur kontrovers diskutiert wird, ist es plausibel, dass nur so Patienten mit einem HCC im Frühstadium diagnostiziert werden können (Bruix et al. 2005). Im Rahmen der Früherkennung ist die Bestimmung von Alpha-Fetoprotein (AFP) im Serum, ein α1-Globulin, weltweit der etablierte Tumormarker bei der Diagnostik des HCC. Das AFP-Gen wird bei der fetalen Leberzellreifung, nach einer Leberzellnekrose im Rahmen der Leberregeneration, aber auch von malignen Hepatozyten exprimiert. Der Nachweis erfolgt durch Immunoassay. Serum AFP-Werte > 20 ng/ml werden als erhöht eingestuft und Werte > 100 ng/ml sollten an das Vorliegen eines HCC denken lassen. Der klinische Stellenwert weiterer serologischer Marker, wie z.B. einer Lektin-bindenden AFP-Fraktion (AFP-L3) oder des Des-gamma-carboxy-prothrombins (DCP) bleibt weiterhin unklar (Trojan et al. 1998) (Volk et al. 2007).

Bei Hochrisikopopulationen, z.B. Ureinwohner Alaskas mit chronischer Hepatitis B-Virusinfektion, haben sich 6-monatliche AFP-Bestimmungen als eine effiziente Früherkennung erwiesen. Im Vergleich zu einer historischen Kontrolle konnte die Prognose der so identifizierten Patienten mit HCC verbessert werden (McMahon et al. 2000). Die Sonographie als einfach verfügbare und kostengünstige Untersuchungsmethode ist bei der Detektion von Leberraumforderungen von zentraler Bedeutung. In Kenntnis der geräte- und untersucherabhängigen Sensitivität der Methode sollte ein Screening bei Risikopersonen von entsprechend ausgestatteten Schwerpunktpraxen bzw. Zentren durchgeführt werden. Aktuell hat sich bei Patienten mit chronischer Virushepatitis sowie bei allen Patienten mit Leberzirrhose ein 6-12 monatliches Überwachungsprogramm bestehend aus Sonographie und AFP-Bestimmung durchgesetzt (Bruix et al. 2005). Zeigt sich im Rahmen der Überwachung ein pathologisch erhöhter AFP-Wert, kontinuierlich ansteigende AFP-Werte und/oder eine neu aufgetretene Leberraumforderung ist eine weitere Abklärung notwendig.

3.2. Diagnostik

Ziel der Diagnostik ist die Differentialdiagnose, Stadieneinteilung und Entscheidung über das weitere therapeutische Vorgehen. Die primäre Diagnostik umfasst Anamnese, körperliche Untersuchung, Erhebung des Child-Pugh-Stadiums, AFP-Bestimmung und Abdomensonographie inklusive Farb-/Power-Doppler-Sonographie zum Nachweis eines HCC als auch zum Ausschluss einer Pfortaderthrombose. Bei Patienten mit Zirrhose kann die sonographische Differenzierung eines HCC von Regeneratknoten schwierig sein. Die Spezifität der Ultraschalluntersuchung kann jedoch durch intravenöse Gabe eines Kontrastverstärkers mit Darstellung einer typischen früharteriellen Hypervaskularisierung eines HCC-Knotens verbessert werden (☞ Abb. 3.1) (Bruix et al. 2005).

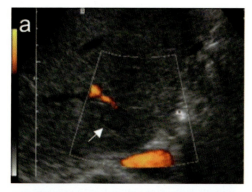

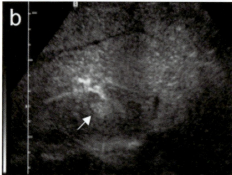

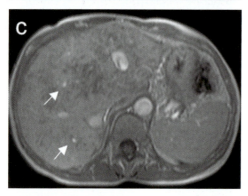

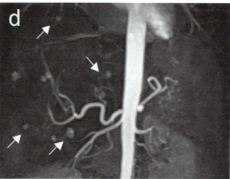

Abb. 3.1: Diagnostik bei einer Patientin mit multifokalem hepatozellulären Karzinom (HCC). a) Sonogra-

phie (Powerdoppler Mode) mit Nachweis verschiedener echoärmerer Veränderungen. b) Signalverstärkte Sonographie mit Nachweis eines frühar teriell hypervaskularisierten Knotens. c) Dynamische Magnetresonanztomographie (MR) nach Gadoliniumchelat-Bolusgabe (T1-gewichtete Sequenz, arterielle Phase) mit entsprechender Darstellung multipler hypervaskularisierter Foci. d) MR Angiographie bei gleicher Patientin mit Nachweis multipler hypervaskularisierter HCC-Knoten in beiden Leberlappen.

Sofern therapeutische Optionen bestehen, erfolgt in Abhängigkeit der Tumorgröße eine kontrastverstärkte Schnittbilddiagnostik mittels Computertomographie (CT) in Multiphasentechnik und/oder Magnetresonanztomographie (MRT) zur weiteren Bestimmung der Tumorausbreitung (☞ Abb. 3.2).

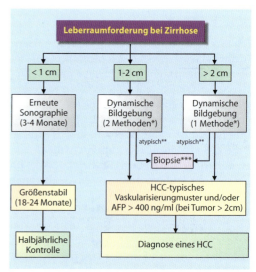

Abb. 3.2: Diagnostischer Algorithmus zur Abklärung eines Leberherdes bei Patienten mit Leberzirrhose. *Dynamische Bildgebung: triphasische Computertomographie und dynamische Magnetresonanztomographie, ggf. bei entsprechender Expertise auch kontrastverstärkte Sonographie. **atypische Darstellung in einem oder zwei bildgebenden Verfahren. ***bei fehlendem HCC-Nachweis erneute Bildgebung bzw. Biopsie.

■ Computertomographie

Die Computertomographie hat sich von der Spiral- bis hin zur Mehrzeilen-CT-Technik erheblich weiterentwickelt und bietet eine hohe räumliche Auflösung, die der MRT überlegen sein kann. Die zeitliche Auflösung ermöglicht die Datenaufnahme in selektiven Perfusionsphasen der Leber. Vier-Phasen Protokolle mit früh- und spätarterieller, portal-venöser und Spätbildgebung weisen eine sehr hohe diagnostische Genauigkeit auf (Schima et al. 2006) (☞ Abb. 3.3a). Im klinischen Alltag wird häufig als Standard eine native, eine spätarterielle sowie eine portal-venöse Untersuchung und ein nicht-kontrastverstärktes Protokoll bei postinterventionellen Verlaufskontrollen durchgeführt (Laghi et al. 2003).

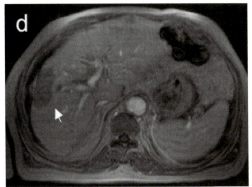

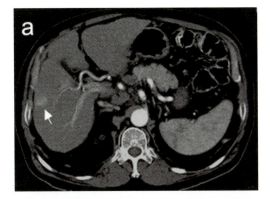

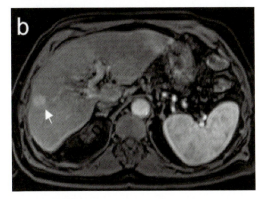

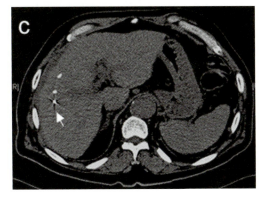

Abb. 3.3: Bildgebung vor, während und nach Therapie bei einem Patienten mit kleinem solitären HCC. a) Kontrastmittelverstärkte Computertomographie in Mehrzeilen-Technik in einer spätarteriellen Phase mit Nachweis eines hypervaskularisierten HCC. b) Dynamische Magnetresonanztomographie nach Gadoliniumchelat-Bolusgabe (T1-gewichtete Sequenz, arterielle Phase) mit Darstellung der hypervaskularisierten Raumforderung. c) Native Computertomographie zur Lagekontrolle der Sonde im Rahmen einer laserinduzierten Thermotherapie (LITT). d) Verlaufskontrolle mittels dynamischer Magnetresonanztomographie nach Gadoliniumchelat-Bolusgabe (T1-gewichtete Sequenz) 24 Stunden nach ablativer Therapie.

■ Magnetresonanztomographie

Zur verbesserten Detektion und Charakterisierung von fokalen Leberläsionen werden verschiedene MRT-Sequenzen angefertigt. Nach nativer T1- und T2-Sequenz werden während und nach i.v.-Bolusinjektion eines extrazellulären, nichtspezifischen Gadoliniumchelat (Gd)-Kontrastmittels dynamische T1-gewichtete Sequenzprotokolle durchgeführt. Typischerweise weisen HCC-Knoten eine arterielle Hypervaskularisierung (☞ Abb. 3.1c + 3.3b), gefolgt von einem Absinken der Signalintensität in der portalvenösen Phase und der Spätphase ("*washout*") auf (Bruix et al. 2005). Durch die Verwendung von leberspezifischen MRT-Kontrastmitteln können kleine Läsionen besser dargestellt und eingeordnet werden. Leberspezifische Kontrastmittel, die superparamagnetische Eisenoxidpartikel (SPIO) enthalten, werden nach i.v.-Applikation durch Phagozytose in das retikuloendotheliale System bzw. in die Kupffer-Sternzellen der Leber aufgenommen. Hierdurch kommt es zu einem deutlichen Signalabfall des normalen Lebergewebes in T2-gewichteten Sequenzen, während Läsionen die keine Kupffer-

Sternzellen besitzen (z.B. Metastasen und gering-differenzierte HCC-Knoten) keine signifikante Änderung der Signalintensität aufweisen. Hoch-differenzierte HCC-Knoten und Adenome weisen einen gewissen Anteil an Kupffer-Sternzellen auf und können somit einen geringen Signalabfall in T2-gewichteten Sequenzen zeigen. Durch Ver-wendung kleiner superparamagnetischer Eisen-oxide, die als i.v.-Bolus appliziert werden, können zusätzlich dynamische Protokolle durchgeführt werden. Bei der Doppelkontrasttechnik erfolgt in der Spätphase der eisenoxidverstärkten Bildge-bung die i.v.-Bolus-Gabe eines Gd-Kontrast-mittels zur Darstellung des HCC-typischen Vasku-larisierungsmusters (Hecht et al. 2006). Durch die Verwendung des leberspezifischen MRT-Kon-trastmittels Gd-EOB-DTPA, das von Hepatozyten selbst aufgenommen wird, können sowohl dyna-mische T1-gewichtete Sequenzprotokolle zur Dar-stellung der HCC-Vaskularisierung als auch eine Bildgebung in der Spätphase durchgeführt werden (Bellin 2006) (Jung et al. 2006).

■ Beurteilung des Therapieansprechens bei Behandlung mit molekular-gezielten Therapeutika

Im Rahmen der bisherigen Therapie-Erfahrung mit Tyrosinkinase-Inhibitoren zeigte sich, das die RECIST (*response evaluation criteria in solid tumors*)-Kriterien für die Vorhersage eines therapeu-tischen Ansprechens unzureichend sind. Kommt es unter Therapie mit einem Tyrosinkinase-Inhibitor zur Verminderung einer prätherapeu-tisch erhöhten Vaskularisation scheint dies für die Beurteilung des Therapieansprechens von viel grö-ßerer Bedeutung zu sein (☞ Abb. 3.4).

Die Verwendung einer funktionellen Bildgebung, z.B. einer Quantifizierung der Vaskularisation bzw. des Grades der Nekrose mittels dynamischer Bildgebung wird zwar für die Bewertung des thera-peutischen Ansprechens unter einer molekular-gezielten Therapie diskutiert (Jaffe 2006) (Ham-stra et al. 2007), hat derzeit jedoch noch nicht als Zielkriterium Eingang in eine zulassungsrelevante Studie gefunden. Bei Patienten mit gastrointesti-nalem Stromatumor (GIST) ist die Therapie mit dem Tyrosinkinase-Inhibitor Imatinib seit langem etabliert. Kürzlich wurde gezeigt, dass bei dieser Entität durch die Verwendung der sogenannten Choi-Kriterien das therapeutische Ansprechen

besser als durch Verwendung der RECIST-Krite-rien vorausgesagt werden kann (Choi et al. 2007). Entsprechende Untersuchungen bei der Therapie von Patienten mit HCC sind jedoch noch nicht verfügbar.

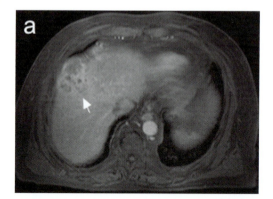

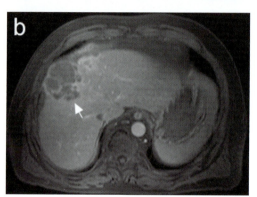

Abb. 3.4: Dynamische Magnetresonanztomogra-phie (MR) nach Gadoliniumchelat-Bolusgabe (T1-gewichtete Sequenz, arterielle Phase) bei einem Pa-tienten mit fortgeschrittenem hepatozellulären Karzi-nom und Pfortaderthrombose. a) Ausgangsbefund mit Darstellung eines arteriell hypervaskularisierten Tumors. b) Darstellung einer deutlich verminderten Vaskularisation (stabiler Krankheitsverlauf) bei glei-chem Patienten 8 Wochen nach Beginn einer Therapie mit dem Tyrosinkinase-Inhibitor Sorafenib.

■ Invasive Diagnostik und Abklärung extra-hepatischer Manifestationen

Bei untypischem Vaskularisierungsmuster einer Leberraumforderung und einem AFP-Wert < 400 ng/ml ist eine sonographisch- oder in Einzelfällen CT-gesteuerte Feinnadelbiopsie der Leberraum-forderung zur histologischen Diagnosesicherung notwendig (☞ Abb. 3.2) (Bruix et al. 2005) (Bruix et al. 2001). In Einzelfällen kann eine Klärung durch Lipiodol-Angiographie mit anschließender CT zum Nachweis der Einlagerung in potentielle HCC-Knoten erfolgen (Rizvi et al. 2006). Die Abklärung einer extrahepatischen Tumormanifestation erfolgt zunächst mittels Röntgenuntersuchung des Thorax sowie bei klinischem Verdacht auf Skelettfiliae mittels Skelettszintigraphie. Suspekte Herde werden im Anschluss mittels Schnittbildverfahren verifiziert.

■ Diagnostischer Algorithmus und Stadieneinteilung

Der von der *European Association for the Study of Liver Diseases* (EASL) vorgeschlagene diagnostische Algorithmus hat sich im klinischen Alltag als hilfreich erwiesen (☞ Abb. 3.2) (Bruix et al. 2001). Das weitere diagnostische Vorgehen richtet sich hierbei nach der Größe der Leberraumforderung. Nach entsprechender Diagnosesicherung erfolgt eine Tumorstadieneinteilung. Aufgrund der Möglichkeit der Therapiestratifizierung ist die *Barcelona Clinic Liver Cancer* (BCLC)-Einteilung (☞ Abb. 3.3), die von der *American Association for the Study of Liver Diseases* (AASLD) und der EASL empfohlen wird, ein derzeit in vielen Zentren verwendetes Staging-System (Bruix et al. 2005). Hierbei erfolgt die Einteilung in Frühstadien (Stadium A), Zwischenstadium (Stadium B), fortgeschrittenes Stadium (Stadium C) und Endstadium (Stadium D). Daneben existieren weitere Einteilungen (*Cancer of the Liver Italien Program*, CLIP; Okuda-Klassifikation, TNM-Klassifikation der *American Joint Committee on Cancer*, u.a.). Hauptvorteil der BCLC-Einteilung, die in verschiedenen Patientenkollektiven prospektiv evaluiert wurde, ist der therapeutische Algorithmus der sich aus Tumorausbreitung, Leberfunktionsstörung und Allgemeinzustand ergibt. In Bezug auf die derzeitigen Empfehlungen zur Lebertransplantation unterscheidet sich die BCLC-Einteilung jedoch von der üblichen Praxis. Bei der Indikationsstellung zur Lebertransplantation werden die sogenannten Mailand-Kriterien verwendet: Patienten mit solitärem HCC-Knoten ≤ 5 cm bzw. mit maximal 3 HCC-Knoten mit einem Einzeldurchmesser ≤ 3 cm ohne Pfortaderinfiltration und extrahepatische Manifestation.

BCCL Stadium	Allgemeinzustand	Tumor	Leberfunktion
A1	ECOG 0	1 Herd < 5 cm	keine portale Hypertension
A2		1 Herd < 5 cm	portale Hypertension, normales Bilirubin
A3		1 Herd < 5 cm	portale Hypertension, Bilirubin erhöht
A4		≤ 3 Knoten < 3 cm	
B	0	groß multilokulär	CP A oder B
C	1-2	Gefäßinvasion oder Metastasen	CP A oder B
D	3-4	egal	CP C

Tab. 3.1: *Barcelona Clinic Liver Cancer* (BCLC)-Stadieneinteilung bei Patienten mit hepatozellulärem Karzinom, aus der sich die entsprechenden Therapien ergeben (☞ Abb. 9.5). ECOG: *Eastern Cooperative Oncology Group performance status.*

Fazit

Patienten mit Leberzirrhose sowie Patienten mit chronischer Virushepatitis sollten im Rahmen eines Früherkennungsprogrammes halbjährlich bis jährlich sonographisch untersucht werden. Zusätzlich ist die AFP-Bestimmung sinnvoll. Pathologisch erhöhte AFP-Werte, ein kontinuierlicher Anstieg der AFP-Werte und/oder eine neu aufgetretene Leberraumforderung werden in Abhängigkeit der Tumorgröße mit ein bzw. zwei dynamischen Schnittbildverfahren (kontrastverstärkte CT oder MRT) weiter abgeklärt. Zur Tumorstadieneinteilung wird derzeit im klinischen Alltag das BCLC-Staging-System empfohlen.

4. Pathologisch-anatomische Diagnose des HCC

Bildgebende und labordiagnostische Verfahren haben sich in den letzten Jahrzehnten erheblich verbessert und können für die Einordnung von Leberherden richtungsweisend sein. Der pathohistologischen Untersuchung kommt jedoch nach wie vor eine zentrale Rolle in der Diagnostik und damit der Prognosebeurteilung und Therapiesteuerung zu. Die perkutane Leberbiopsie als Standardmethode ist unter Beachtung der Kontraindikationen schnell, einfach und komplikationsarm durchführbar. In Abhängigkeit von der Indikation oder bei Vorliegen von Kontraindikationen stellen transjuguläre- und laparoskopische Leberbiopsien alternative Punktionstechniken dar. Letztere erlauben zusätzlich die makroskopische Beurteilung sowie die gezielte Biopsie von kleinen fokalen Zufallsbefunden. Die diagnostische Biopsie fokaler Leberraumforderungen erfolgt meist sonographisch oder CT-gesteuert. Die Diagnose eines Rundherdes ist in aller Regel unter Zuhilfenahme entsprechender spezieller Färbetechniken und immunhistologischer Methoden sicher zu stellen. Es lassen sich reaktive bzw. regenerative von neoplastischen Veränderungen und Metastasen von malignen lebereigenen Tumoren abgrenzen und Art und Differenzierungsgrad der Läsionen beschreiben, oft auch in Verbindung mit dem nichttumorösen Lebergewebe.

4.1. Wachstums- und Ausbreitungsmuster des HCCs

◼ Makroskopie

Die erste makroskopische Typisierung des HCCs liegt beinahe ein Jahrhundert zurück und hat nach wie vor weitgehend Gültigkeit. Nach Eggel werden massive, noduläre und diffuse Wachstumsformen unterschieden (Eggel 1910):

Beim **massiven** Typ nimmt ein großer Tumorknoten zumindest größere Teile eines Leberlappens ein, wobei einzelne Satellitenknoten möglich sind. Bei der **nodulären** Form sind gut abgrenzbare Tumorknoten in der Leber verteilt. Beim **diffus** wachsenden HCC durchsetzten zahlreiche kleinere, schlecht voneinander abgrenzbare Tumorverbände die gesamte Leber. Mischformen bzw. Kombinationen der makroskopischen Wachstumsformen sind nicht selten. Die japanische Klassifika-

tion unterscheidet einen *infiltrativen*, einen *expansiven*, einen *gemischten* (infiltrativ und expansiv) und einen *diffusen* Typ. Die makroskopische Typisierung hat keine eigenständige prognostische Relevanz; impliziert jedoch ein differenziertes Vorgehen in Bezug auf die Therapieselektion (Transplantation versus Resektion versus Palliation).

In Korrelation zum Differenzierungsgrad sind regressive Veränderungen im Tumor in Form von Hämorrhagien, Nekrosen und Galleextravasaten nachweisbar. Typisch für das HCC ist seine Tendenz zum portalvenösen Gefäßeinbruch mit intrahepatischer Hämangiosis carcinomatosa. Makroskopisch finden sich Einbrüche in die Pfortader in 35 bis 80 %.

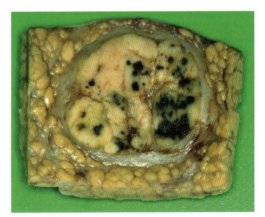

Abb. 4.1: 1,5 cm durchmessendes frühes, umkapseltes HCC mit fokalen Einblutungen in einer mikronodulären Zirrhose.

◼ Histologie

Für die pathologische Diagnostik bei Stanzbiopsaten oder auch Resektaten sind neben der Standard-H&E-Färbung Spezialfärbungen nötig. Versilberungstechniken (z.B. Gomori) werden zur Beurteilung des Retikulinfasergehaltes und der Mikroarchitektur (z.B. Trabekelbreite) eingesetzt. Weitere Sonderfärbungen sind für spezifische Fragestellungen (z.B. Gallenachweis durch Fouche-Färbung) und die Beurteilung des nichttumorösen Lebergewebes hilfreich.

Mikroskopisch zeigen gut und mäßig differenzierte HCCs zelluläre und auch morphologische Ähnlichkeiten mit normalen Hepatozyten. Typisch ist eine Anordnung der Tumorzellen in Trabekeln, die durch kapilläre "sinusoidale" Strukturen voneinander getrennt sind. Das Differenzierungsspektrum reicht von gut differenzierten, mitunter von benignen hepatozellulären Tumoren (Adenome, FNH) nur sehr schwer abgrenzbaren HCCs, bis hin zu anaplastischen Karzinomen. Die Tumorzellen besitzen in der Regel eine definierte Zellmembran und ein eosinophiles, fein-granuläres Zytoplasma, welches sich meist intensiver basophil (d.h. in der H&E Histologie bläulicher) anfärbt, als das normaler Hepatozyten. Gallekanalikuli sind sehr häufig zu finden. Gallepigment kann sowohl in den Tumorzellen als auch in den dilatierten Kanalikuli zu finden sein, sichert die hepatozelluläre Natur des Tumors und ist ein wichtiges diagnostisches Kriterium in der Abgrenzung zu Metastasen. Einige hepatozelluläre Eigenschaften, die die typische Leberfunktion nachahmen, können lichtmikroskopisch verschiedentlich nachgewiesen werden. Hierzu gehört der Nachweis von intrazytoplasmatischen Fettvakuolen, welche in etwa 70 % der Tumoren zumindest fokal nachweisbar sind. Größere Mengen an zytoplasmatischem Glykogen können das Zytoplasma in Routinefärbungen hell erscheinen lassen, so dass solche Tumoren als klarzellige Karzinome der Leber bezeichnet werden. *Mallory bodies* sind in etwa 20 % der HCCs in Tumorzellen nachweisbar, zeigen jedoch, im Gegensatz zum alkoholtoxischen Schädigungsmuster der nicht-neoplastischen Leber, keine Korrelation zur Ätiologie. In etwa 8 % der Tumoren finden sich eosinophile zytoplasmatische Inklusionen in Form von Globuli, sog. "Pale bodies" oder Milchglaszellen. Letztere imitieren die Milchglaszellen bei der chronischen Hepatitis B-Infektion und enthalten meist Fibrinogen. Gelegentlich kann zytoplasmatisches Dubin-Johnson-Pigment und eine Kupferspeicherung vorliegen (Ishak et al. 2001).

Verschiedene histologische Wachstumsmuster können im HCC abgegrenzt werden:

Die **trabekuläre** Wachstumsform kommt am häufigsten in gut und mäßiggradig differenzierten HCCs vor. Die Tumorzellen wachsen in Strängen von unterschiedlicher Breite, welche durch Sinusoid-ähnliche Bluträume voneinander separiert sind. Gut differenzierte trabekuläre HCCs zeigen häufiger schmale Trabekel (2-3 Zelllagen), wohingegen die Trabekel in schlechter differenzierten

HCCs tendenziell breiter werden (>3 Zelllagen). Das bindegewebige Stroma ist nur gering ausgebildet oder fehlt. Gewöhnlich fehlt das Retikulinfasergerüst oder es ist vermindert.

Das **pseudoglanduläre** oder **azinäre** Wachstumsmuster ist häufig gemeinsam mit dem trabekulären Wachstumsmuster anzutreffen. Die glandulären Strukturen zeigen meist eine einzelzellige Lage der Tumorzellen. Glanduläre oder azinäre Strukturen entstehen durch Dilatation von Gallekanalikuli-ähnlichen Strukturen der Tumorzellen. Die Pseudodrüsen können Gallepigment, Zelldetritus oder auch fibrinöses Exsudat enthalten.

Die **solide** Wuchsform besitzt eigentlich eine trabekuläre Grundstruktur, bei der die sinusoiden Strukturen durch das Zellwachstum komprimiert werden und der Tumor hierdurch kompakt erscheint.

Die **szirrhöse** Wachstumsform ist gekennzeichnet durch epitheliale Tumorzellverbände in einem ausgeprägten fibrösen Stroma. Dieser Typ ist selten anzutreffen und kann auch Folge einer stattgehabten Radio-Chemotherapie oder von Tumorinfarkten sein. Er erfordert die Abgrenzung von Metastasen szirrhöser Karzinome und von Cholangiokarzinomen (Hamilton et al. 2000) (1995).

Eine Sonderform des HCCs stellt das **fibrolamelläre HCC** dar. Diese Variante tritt gewöhnlich in nicht-zirrhotischer Leber von Jugendlichen oder jungen Erwachsenen auf. Die Inzidenz der fibrolamellären HCCs ist im Vergleich zu den anderen Formen in Asien und Afrika seltener als in Westeuropa. Die Tumorzellen wachsen in schmalen Trabekeln, welche durch ein hyalinisiertes kollagenreiches ("lamelläres") Stroma voneinander getrennt werden. Die Tumorzellen sind groß polygonal und haben ein kräftig eosinophiles granuläres ("onkozytäres") Zytoplasma sowie distinkte Nukleolen. Die eosinophile Granularität beruht auf einer großen Zahl an Mitochondrien. Die Prognose des fibrolamellären HCCs ist geringfügig besser, als die der anderen histologischen Subtypen, was jedoch auf das jüngere Alter der Patienten und den nicht-zirrhotischen Zustand der nicht-tumorösen Leber zurückgeführt wird (Kakar et al. 2005).

Undifferenzierte Karzinome sind selten (2 % der epithelialen Lebertumoren). Sie sind bei Männern häufiger, zeigen jedoch keine geographische Be-

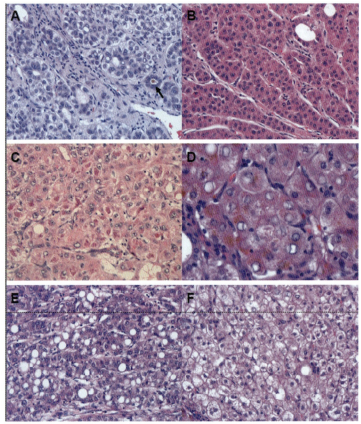

Abb. 4.2: A: Pseudoglanduläres HCC mit Nachweis von Gallethromben (Pfeil) innerhalb der pseudoglandulären Lumina. B: Trabekuläres Wachstumsmuster mit pseudoglandulären Anteilen (rechts oben im Bild) C: Mäßiggradig differenziertes HCC mit dem Nachweis zahlreicher Mallory bodies. D: Hepatozelluläres Karzinom mit intrazytoplasmatischen Einlagerungen von Gallepigment. E: Hepatozelluläres Karzinom mit mikro- bis makrovesikulärer Verfettung. F: Teils klarzelliges HCC.

sonderheit. Generell haben undifferenzierte Karzinome eine schlechtere Prognose.

4.2. Vorläuferläsionen des HCCs

Je stärker die Leberzellproliferation in einer meist zirrhotisch umgebauten Leber gesteigert ist, desto höher ist das Entartungsrisiko. Hepatozelluläre Karzinome entstehen in einem mehrstufigen Prozess, vermutlich aus multizentrisch und klonal proliferierten Zellen. Aufgrund bemerkenswerter Fortschritte in der Bildgebung können heute eine Vielzahl sehr kleiner HCCs detektiert werden. Diese sind histologisch abzugrenzen von den bekannten Vorläuferläsionen. Es werden unterschieden:

Die **kleinzellige Leberzelldysplasie (Dysplastische Foci,** ☞ auch Kap. 1.) kommt sowohl im HCC als auch in dessen Umgebung vor. Die dysplastischen

Hepatozyten sind kleiner als normale Hepatozyten und liegen in kleinen Gruppen. Das Zytoplasma ist basophiler und die Kern-Zytoplasma-Relation zugunsten des Kernes verschoben. Morphometrische Analysen sprechen dafür, dass die kleinzellige Dysplasie die früheste, fakultative, prämaligne Läsion im Rahmen der Hepatokarzinogenese ist. Sie bildet definitionsgemäß max. 1 mm große Herde.

Dysplastische Knoten sind kleine noduläre Läsionen (>1 mm, <1,5/2 cm). Sie weisen eine atypische Architektur mit geringen zellulären Atypien auf und unterscheiden sich durch ihr clonales, expansives Wachstumsbild histomorphologisch von einem Regeneratknoten. Eindeutige Malignitätskriterien sind nicht nachweisbar. Die Abgrenzung zum gut differenzierten HCC ist vor allem in der Biopsie schwer bis unmöglich. Dysplastische Knoten werden als obligate präkanzeröse Läsionen angesehen. Sind die Atypien und Strukturveränderungen durchgehend gering, spricht man von einem Dysplastischen Knoten geringer Atypie (low grade). Finden sich mäßiggradige Atypien oder gar umschriebene Areale, die von einem hochdifferenzierten HCC nicht zu unterscheiden sind, spricht man von einem Dysplastischen Knoten mit schwerer Atypie (high grade). Die Kern-Zytoplasma-Relation ist weiter erhöht und das Zytoplasma meist basophiler.

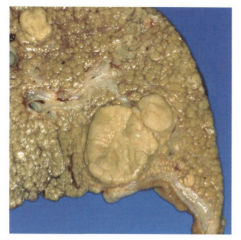

Abb. 4.3: Zirrhotische Leber mit 2 Dysplastischen Knoten (der größere misst 1,3 cm) (histologisch bestätigt) (Schirmacher et al. 2001).

4.3. Grading und Staging

Das Grading erfolgt weltweit nicht absolut einheitlich. Während u.a. im asiatischen Raum das Grading nach Edmondson u. Steiner (☞ Tab. 4.1) angewandt wird, wird im westlichen Raum ein vorwiegend auf zytologische Merkmale basiertes Grading (Nzeako et al. 1996) bevorzugt. Das Grading hat prognostische Vorhersagekraft, die jedoch bislang nur für zytologische Gradingverfahren belegt ist.

Gut differenzierte HCCs (G1) sind häufig frühe HCCs, die kleiner als 2 cm im Durchmesser sind. Die Tumorzellen zeigen lediglich eine geringe Atypie und eine erhöhte Kern-Zytoplasma-Relation. Das trabekuläre Muster zeigt Trabekellagen von zwei bis drei Reihen. Häufig kommen pseudoglanduläre und azinäre Strukturen zur Darstellung. Fetteinlagerungen können beobachtet werden.

Mittelgradig differenzierte HCCs (G2) sind die häufigsten hepatozellulären malignen Tumore und meist größer als 3 cm im Durchmesser. Die Trabekel zeigen drei oder mehr Zelllagen. Die Tumorzellen haben ein deutlich eosinophiles Zytoplasma und meist runde Kerne mit distinkten Nukleolen. Ein pseudoglanduläres Wachstumsmuster ist ebenfalls häufig anzutreffen mit Nachweis von Gallepigment oder einem proteinreichen Inhalt. **Gering differenzierte HCCs (G3)** proliferieren meist mit einem soliden Wachstumsbild ohne die typischen Sinusoid-ähnlichen Bluträume auszubilden. Die Tumorzellen zeigen eine deutlich erhöhte Kern-Zytoplasma-Relation und deutliche Kernpleomorphie. Mitunter kommen Riesenzellen vor. Gering differenzierte HCCs sind sehr selten in frühen Tumorstadien nachweisbar. Die **undifferenzierten/anaplastischen HCCs (G4)** zeigen eine große Kernpleomorphie, teils mit bizarren Tumorriesenzellen. Spindelzellige und kleinzellige Areale können vorkommen (Sato et al. 1995).

G1	hochdifferenzierter Tumor, bestehend aus Tumorzellen, die schwer von denen eines hepatozellulären Adenoms zu unterscheiden sind
G2	Tumorzellen ähnlich normalen Hepatozyten, aber die Kerne sind größer und zeigen einen höheren Chromatingehalt, häufig findet sich eine azinare Anordnung
G3	Kerne gewöhnlich größer und chromatinreicher als bei G2, nehmen den größeren Teil der Zelle ein, Gallebildung selten, azinäre Anordnung seltener als bei G2, häufiger Tumorriesenzellen
G4	undifferenzierter Tumor mit hyperchromatischen Kernen, die den Großteil der Zelle einnehmen, Trabekel schwer zu identifizieren, vielfach größere Zellmassen mit fehlender Kohärenz, Gallebildung extrem selten, spindelzellige und kleinzellige Areale können vorkommen

Tab. 4.1: Grading-System von Edmondson u. Steiner (1954).

Für das Staging stehen verschiedene Einteilungsformen (TNM, BCLC, Milan-Kriterien) zur Verfügung, deren Einsatz teilweise durch klinischtherapeutische Überlegungen gesteuert wird.

Das *TNM-System* (☞ Tab. 4.2) beurteilt die Ausdehnung des Primärtumors sowie das Vorhandensein oder Fehlen von Lymphknoten und Fernmetastasen. Die Leberfunktion ist im TNM-System nicht berücksichtigt. Zur Prognoseabschätzung wird das TNM-System daher oft mit der Child-Pugh-Klassifikation, die die Leberfunktion und klinischen Status des Patienten beschreibt, kombiniert. Das TNM-System wurde in der Vergangenheit wiederholt modifiziert, ist aber aktuell noch immer prognostisch zu ungenau und erfreut sich nur begrenzter klinischer Aufmerksamkeit.

T-Primärtumor	
TX	Primärtumor kann nicht beurteilt werden
T0	Kein Anhalt für Primärtumor
T1	Solitärer Tumor ohne Gefäßinvasion
T2	Solitärer Tumor mit Gefäßinvasion *oder* multiple Tumoren, keiner mehr als 5 cm in größter Ausdehnung
T3	Multiple Tumoren mehr als 5 cm in größter Ausdehnung oder Tumoren mit Befall eines größeren Astes der V. porta oder der Vv. hepaticae
T4	Tumor(en) mit direkter Invasion von Nachbarorganen ausgenommen Gallenblase *oder* Tumor(en) mit Perforation des viszeralen Peritoneums
N-Regionäre Lymphknoten	
NX	Regionäre Lymphknoten können nicht beurteilt werden
N0	Keine regionären Lymphknotenmetastasen
N1	Regionäre Lymphknotenmetastasen
M-Fernmetastasen	
MX	Fernmetastasen können nicht beurteilt werden
M0	Keine Fernmetastasen
M1	Fernmetastasen

Tab. 4.2: TNM: Klinische Klassifikation.

Das "*Barcelona-Clinic-Liver-Cancer*"-(BCLC-) Stagingsystem ist derzeit das einzige System, welches Tumorstadium, Leberfunktion, Allgemeinzustand der Patienten und tumorassoziierte Symptome berücksichtigt. Der Hauptvorteil dieses Stagingsystems ist, dass es Staging mit Therapieoptionen verbindet und eine Einschätzung der Prognose basierend auf den jeweiligen Responseraten der verschiedenen Therapiemaßnahmen ermöglicht. Es selektioniert Patienten, die von kurativen Therapiemaßnahmen profitieren, von denjenigen, bei denen im Endstadium der Erkrankung nur noch palliative Optionen zur Verfügung stehen Eine Übersicht findet sich in Kap. 3. Die Milan-Kriterien spielen eine besondere Rolle bei der Beurteilung der Transplantierbarkeit (☞ Kap. 5.).

4.4. Spezialuntersuchungen

In diagnostisch schwierigen Fällen sind ergänzende Spezialuntersuchungen für die Art-Diagnose des Tumors wesentlich; insbesondere wenn in konventionell-histologischen Präparaten keine ausreichende morphologische Ähnlichkeit zu nicht-neoplastischen Hepatozyten besteht. Dies kann beispielsweise bei klarzelligen oder polymorphen Tumoren vorkommen. Ihre Rolle besteht in einer Unterscheidung eines gering differenzierten HCC von Metastasen verschiedener Primärtumore (v.a. Mamma-Karzinom, neuroendokrines Karzinom) und einer besseren Abgrenzung eines hoch differenzierten HCC von benignen Lebertumoren (Adenom, FNH, Dysplastischer Knoten). Hierbei ist die Immunhistologie von entscheidender Bedeutung.

Der monoklonale Antikörper HepPar-1 färbt normales Lebergewebe sowie unterschiedliche benigne hepatozelluläre Läsionen und die Mehrzahl der HCCs positiv an. Die Färbeintensität ist im HCC häufig heterogen und meist geringer als in umliegendem meist zirrhotischem Lebergewebe. Derzeit ist HepPar-1 der zuverlässigste Antikörper, um eine hepatozelluläre Differenzierung zu beweisen (Kakar et al. 2003). Auch Antikörper gegen Albumin und α-Fetoprotein kommen diagnostisch zum Einsatz, sind allerdings nur in etwa 50 % der HCCs diagnostisch aussagekräftig. Die Bestimmung des Cytokeratinmusters im HCC kann in der Abgrenzung von Metastasen wichtig sein, da HCC-Zellen zumindest überwiegend negativ für CK 5, 6, 7 und 19 sind; es kommt jedoch vor, dass gering differenzierte HCCs eine Modulation erfahren mit Expression nicht Hepatozyten-typischer Cytokeratintypen (Minervini et al. 1997). Eine große Zahl organtypischer Marker (z.B. TTF-1, neuroendokrine Marker, CDX-2) unterstützt zusätzlich die Abgrenzung von Metastasen. Die

Grundarchitektur des Tumors lässt sich durch die Retikulinfaserfärbung gut darstellen und ist diagnostisch sehr hilfreich. Eine Reduktion oder Verlust des Retikulinfasergerüstes im Bereich des Tumorknotens ist bei hochdifferenzierten HCCs wegweisend. Mit der PAS-Färbung kann eine Reihe typischer Einschlüsse dargestellt werden. Der Einsatz von Antikörpern gegen CEA und gegen CD10 zur Anfärbung von Gallekanalikuli ergibt bei Leberzellkarzinomen ein häufig charakteristisches Muster. Das Auftreten von Mallory bodies, das mit Antiubiquitin-Antikörpern darstellbar ist, spricht für die Diagnose eines HCCs, falls ein eindeutig maligner Phänotyp vorliegt. Mallory bodies kommen aber auch bei der FNH oder Adenomen vor. Für die Abgrenzung früher HCCs von benignen Tumoren hat sich in letzter Zeit die immunhistochemische Darstellung von Glypican 3, Hsp70 und Glutaminsynthetase bewährt, die jeweils unter der malignen Transformation aktiviert werden. Unter Verwendung aller drei Marker ist eine brauchbare Sensitivität bei sehr guter Spezifität zu erreichen (Di Tommaso et al. 2007). Die wichtigsten Antikörper zur Diagnose des hepatozellulären Karzinoms sind in Tabelle 3 wiedergegeben. Molekularbiologische Analysen -wichtig in neuen Forschungsansätzen- spielen derzeit in der klinischen Diagnostik beim HCC noch keine Rolle.

Antikörper	Bemerkungen
Immunhistochemie des HCCs	
HepPar-1	Derzeit sensitivster Marker für hepatozelluläre Differenzierung
CEA	Positiver Marker, der das kanalikuläre Wachstumsmuster zeigt; ist auch in anderen Adenokarzinomen positiv
AFP	Fokal positiv in etwa 50 % der HCCs
Fibrinogen	Hepatozyten-Antigen
Albumin	Hepatozyten-Antigen
CK8/18	Positiv in Hepatozyten
CK7/19	Positiv in pseudoglandulären Strukturen und fibrolamellären HCCs
Glypican3 HSP70 GS (Glutamin Synthase)	Hilfreich für die Abgrenzung früher HCCs von Dysplastischen Knoten (*high grade*)
Wichtige im HCC negative Antigene zur Differentialdiagnose	
BerEp4	In HCC negativ
HMB45	Bei Angiomyolipomen oder malignen Melanomen als Differentialdiagnose positiv
CA 19-9	Positiv in Tumoren des pancreato-biliären Systems
CA125	Metastasen von z.B. Ovarialtumoren
Chromogranin, Synaptophysin	Metastasen von neuroendokrinen Tumoren
LeuM1, RCC	Metastasen von Nierenzellkarzinomen

Tab. 4.3: Wichtige Antikörper zur Diagnose des HCCs.

4.5. Differentialdiagnostik des HCC

Eines der schwierigsten Probleme in der Diagnostik primärer Lebertumoren ist die Beurteilung hochdifferenzierter hepatozellulärer Tumore. Es ist von zunehmender Bedeutung, da durch Fortschritte in den bildgebenden Verfahren, die Detektion und Punktion immer kleinerer (bis unter 1 cm Durchmesser) und damit "früherer" Läsionen ermöglicht werden. Da Prognose und Differenzialtherapie der verschiedenen Läsionen sich erheblich unterscheiden, basiert die Diagnose auf nur subtilen Unterschieden.

Gut differenzierte HCCs müssen von benignen hepatozellulären Läsionen abgegrenzt werden. Leberzelladenome zeigen im Gegensatz zu vielen HCCs eine grundsätzlich erhaltene trabekulär-sinusoidale Struktur und weisen keine signifikanten Atypien auf. Die Zellen sind eher etwas größer und zeigen keine verschobene Kern-Zytoplasma-Relation. Typisch für die FNH ist eine zentrale Narbe, atypische vaskuläre Strukturen und sie ist, ebenso wie das Adenom, nicht umkapselt, was differentialdiagnostisch hilfreich sein kann.

Frühe HCCs (0,5-2 cm) sind asymptomatisch und in der Angiographie oft nicht sicher darstellbar. Auch eine Kapselbildung setzt meist erst ab einer Größe von 1,5-2 cm ein. Noch mehr als andere Karzinome zeichnet sich das hochdifferenzierte hepatozelluläre Karzinom durch vergleichsweise diskrete zytologische und strukturelle Atypien aus.

Bei Resektaten erfordern diese Tumoren eine intensive Suche nach Veränderungen, die die Malignität beweisen, wie interstitielle Invasion und Gefäßeinbrüche. Als interstitielle Invasion bezeichnet man die Invasion kleinerer Tumorzellverbände in Portalfelder oder Septenstrukturen. Teilweise bilden sich hierbei lineare (d.h. in Reihe zwischen Kollagenfasern oder portalen Strukturen wachsende) Tumorzellkomplexe. Oft ist in diesen Zellkomplexen die zelluläre Atypie deutlicher. Gefäßeinbrüche kommen auch bei kleinen und hochdifferenzierten HCCs vor, jedoch in geringer Frequenz. In der Biopsie gelten folgende strukturelle und zytologische Kriterien als hinweisend aber nicht absolut diagnostisch: a) eine erhöhte zytoplasmatische Basophilie; b) die Hyperzellularität (*"nuclear crowding"*) als Ausdruck der erhöhten Kern-Zytoplasma-Relation und geringeren Zellgröße; selbst bei hochdifferenzierten HCCs findet sich meist zumindest eine Verdopplung der Zellularität verglichen mit nichttumoröser Leber; c) trabekuläre Architekturstörungen sind von besonderer Aussagekraft und ein wesentlicher Parameter in der Beurteilung des hochdifferenzierten HCCs. Sie beinhalten mehr als 2 Zellreihen breite Trabekel, pseudoglanduläre Strukturen, freie und abgerundete ("floatende") Trabekelenden und (fokale) Retikulinfaserverluste. Selten hilfreich ist dagegen die Proliferationsrate (Ki67-Index oft <5 %) oder die nur sehr seltenen Mitosen (Nzeako et al. 1996).

Für die histologische Unterscheidung eines dysplastischen Knotens (*high grade*) von einem hoch differenzierten HCC ist neben immunhistochemischen Zusatzuntersuchungen (Glypican 3, HSP70, GS) auch die Herdgröße (Grenzgröße 1,5-2 cm) maßgeblich.

Nicht vernachlässigt werden darf die Untersuchung des nichttumorösen Lebergewebes (Matrixdiagnostik). In aller Regel finden sich beim HCC, im Gegensatz zu Adenomen oder der FNH, Veränderungen oder serologische Parameter, die durch die zugrunde liegende Erkrankung hervorgerufen wurden (chronische HBV- oder HCV-Hepatitis oder Zirrhose, Zirrhosen anderer Genese (alkoholtoxisch, Hämochromatose). Eine Ausnahme bildet meist das seltene fibrolamelläre (onkozytäre) Karzinom, das jedoch histologisch vom hochdifferenzierten HCC gut unterscheidbar ist.

Gering differenzierte HCCs können grundsätzlich Probleme in der Abgrenzung zur soliden Variante eines Cholangiokarzinoms oder auch zu verschiedenen Metastasen bereiten. Das Cholangiokarzinom kann jedoch in der Regel gut unterschieden werden (CK7+, CK19+, Ca19-9+, HepPar-1 -), wobei ein Teil der Tumoren (<5 %) mischdifferenziert im Sinne eines gemischten Hepato-Cholangiokarzinoms ist.

Metastasen eines Mammakarzinoms, eines malignen Melanoms (speziell eines amelanotischen Melanoms) sowie von neuroendokrinen Tumoren und auch das klarzellige Nierenzellkarzinom können in der Differentialdiagnose gegenüber dem klarzelligen HCC durchaus schwierig sein. Immunhistologisch können diese Tumorentitäten jedoch meist mittels linientypischer Antikörper unterschieden werden (Murakata et al. 2000). Eine seltene Differentialdiagnose ist das epitheloide Angiomyolipom (PECom) das charakteristischer Weise positiv für melanozytäre Marker (z.B. HMB45) ist.

1. Regenerative Läsionen

• Monoazinäre Läsionen (diffuse noduläre Hyperplasie/DNH)
   - ohne fibröse Septen (nodulär regeneratorische Hyperplasie/NRH)
   - DNH mit fibrösen Septen oder bei Zirrhose
 • Multiazinärer Regeneratknoten
 • Lobuläre segmentale Hyperplasie
 • Zirrhotische Knotenbildung
   - Monoazinärer zirrhotischer Knoten
   - Multiazinärer zirrhotischer Knoten
 • Fokale noduläre Hyperplasie (FNH)
   - FNH, solider Typ
   - FNH, teleangiektatischer Typ

2. Dysplastische oder neoplastische Läsionen

• Hepatozelluläres Adenom (LCA)
 • Dysplastischer Fokus
 • Dysplastischer Knoten (DN)
   - DN mit geringer Atypie ("*low grade*")
   - DN mit schwerer Atypie ("*high grade*")
 • Hepatozelluläres Karzinom (HCC)

Tab. 4.4: Klassifikation nodulärer hepatozellulärer Läsionen (Mod. Nach *International Working Party* 1995).

 Zusammenfassung

Während die histologische Diagnose mäßig differenzierter HCCs in der Regel problemfrei ist, ist die Unterscheidung hoch differenzierter HCCs von benignen Lebertumoren und Vorläuferläsionen sowie schlecht differenzierten HCCs von Metastasen anspruchsvoll. Hierfür steht ein gut evaluiertes Panel von Spezialtechniken zur Verfügung, das mittlerweile die Aussagekraft weiter verbessert hat. Besonders bei differentialdiagnostischen Problemfällen ist die klinisch-pathologische Korrelation unter Einbeziehung aller relevanten Informationen in Form der sog. Matrixdiagnostik wichtig.

5. Chirurgische Therapie

5.1. Einleitung

Die Behandlung von Patienten mit einem hepatozellulären Karzinom (HCC) stellt eine anspruchsvolle interdisziplinäre Aufgabe dar und involviert traditionsgemäß Chirurgen, Hepatologen, diagnostische sowie interventionelle Radiologen und Onkologen. Die chirurgische Therapie bildet nach wie vor eine wesentliche Komponente in interdisziplinären Behandlungsregimen, insbesondere da man bislang mit systemischen Therapien keinen überzeugenden Langzeit-Behandlungserfolg erzielen konnte. Prinzipiell vermag nur die chirurgische R0-Resektion eines Lebertumors, wie sie zum Beispiel auch bei colorektalen Lebermetastasen durchgeführt wird, einen Überlebensvorteil für den Patienten zu erreichen. Anders jedoch als bei Patienten mit colorektalen Lebermetastasen, stellen Leberresektionen bei Patienten mit einem HCC aufgrund der zum Teil erheblich alterierten Leberfunktion und Leberstruktur eine besondere Herausforderung dar. Ein Großteil der hepatozellulären Karzinome entsteht, wie in Kap. 1. bereits dargelegt, auf dem Boden einer Leberzirrhose, so dass diese Patienten ohnehin eine eingeschränkte Leberfunktion und Regeneration aufweisen und möglicherweise auch bereits Zeichen einer portalen Hypertension (intraabdominelle Varizen, Caput medusae, Splenomegalie). Allein das Vorhandensein einer Leberzirrhose (Child A-C, ☞ Kap. 9.) konnte in Studien mit einer erhöhten Komplikationsrate und Letalität bei operativen Eingriffen (ohne Leberresektion) assoziiert werden (del Olmo et al. 2003). Somit qualifiziert ein nicht unerheblicher Anteil der Patienten mit einem HCC auf dem Boden einer Zirrhose erst gar nicht für eine Leberresektion. Ein weiterer wichtiger Gesichtspunkt ist, dass eine "radikale" Resektion, wie sie zum Beispiel bei Patienten mit colorektalen Lebermetastasen durchgeführt werden kann (i.e. erweiterte Hemihepatektomie, etc.), hier in der Regel nicht möglich ist, da ein entsprechend hoher Verlust an funktionellem Leberparenchym akut nicht kompensiert werden könnte und es postoperativ mit hoher Wahrscheinlichkeit zu einem kompletten Leberausfall käme. Einhergehend mit der Problematik des in der Regel somit eher "knappen" Resektionsrandes (Abstand des Tumors vom Resektionsrand) bei Resektionen eines HCC in Zirrhose, kommt es nicht nur häufig zur Entwicklung intrahepatischer Rezidive innerhalb weniger Jahre, sondern auch zur Entstehung von *de novo* HCCs in der nach wie vor zirrhotischen Restleber. Demnach stellt derzeit nur die Lebertransplantation den ultimativen kurativen Therapieansatz dar. Mittels einer Lebertransplantation lässt sich, bei entsprechender Indikation, nicht nur eine radikale Tumorresektion des HCC erreichen, inklusive Resektion potentiell vorhandener multifokaler Mikrometastasen oder Satellitentumore, sondern auch die vorliegende Präkanzerose (Leberzirrhose) beseitigen. Ohnehin bedeutet das Vorliegen einer Child -B /-C Zirrhose oft eine Indikation zur Lebertransplantation.

Insgesamt können somit für die chirurgische Therapie des HCC die folgenden Therapieziele definiert werden: Verlängerung der Überlebensrate durch 1.) radikale R0-Resektion von HCCs ohne Zeichen einer Leberzirrhose; 2.) parenchymsparende R0-Resektion von HCCs auf dem Boden einer Zirrhose, ggf. zum "*bridging*" bis zur Lebertransplantation; und 3.) Lebertransplantation zur radikalen "Resektion" des Tumors, bzw. zur Entfernung der Präkanzerose (Zirrhose). In diesem Kapitel werden nun die einzelnen chirurgischen Therapieverfahren und Konzepte zur Behandlung des HCC dargestellt und diskutiert.

5.2. Chirurgische Resektion des HCC

■ **Resektion des HCC ohne Zirrhose**

Für die Minderheit der Patienten (ca. 30 %), die ein hepatozelluläres Karzinom ohne Leberzirrhose aufweisen, bedeutet die chirurgische Resektion die Therapie der Wahl. In diesen eher seltenen Fällen können auch größere Tumore mittels anatomisch-orientierter (Segmentresektion) oder erweiterter chirurgischer Therapieverfahren R0-resezert werden, da in der Regel keine Alterationen des Leberparenchyms vorliegen und die Leberfunktion somit zum Beispiel auch nach erweiterter Hemihepatektomie ausreichend ist. Grundsätzlich ist jedoch festzuhalten, dass diese Entität des HCC im Vergleich zum HCC in Zirrhose ein deutlich aggressiveres biologisches Verhalten aufweist und Patienten erwiesenermaßen nicht von einer Lebertransplantation profitieren (5-JÜR <25 %). Dagegen wird in Studien eine 1- bzw. 3-Jahresüberlebensrate bei kurativer Resektion eines HCC in nicht-zirrhotischer Leber mit 87 % und 50 % angegeben. (Lang et al. 2005) Interessanterweise liegt die postoperative Letalität bei diesen Operationen bei ca. 3 % (vs. 5-15 % bei HCC in Zirrhose) und ist dementsprechend vergleichbar zu Leberresektionen bei Patienten mit nicht-HCC Tumoren (z.B. colorektale Lebermetastasen). Aufgrund der aggressiven Tumorbiologie und des häufig fortgeschrittenen Tumorstadiums zum Zeitpunkt der Diagnosestellung, bzw. Resektion, entwickeln jedoch ca. 30 % der Patienten frühzeitig ein multifokales intrahepatisches Rezidiv und versterben innerhalb von 2 Jahren. Dementsprechend sind weitere experimentelle Studien erforderlich, um die Tumorbiologie genauer zu definieren und adjuvante, möglicherweise molekulare, Therapiestrategien zu entwickeln.

■ Resektion des HCC mit Zirrhose

Während beim HCC in nicht-zirrhotischer Leber bei Vorliegen einer funktionellen und technischen Resektabilität die primäre Resektion empfohlen wird und nicht die Transplantation, so gilt für das HCC auf dem Boden einer Leberzirrhose eher das Umgekehrte. In Abhängigkeit vom Tumorstadium und Anzahl der Tumorknoten (z.B. definiert über sie so genannten "Milan-Kriterien"), jedoch unabhängig von der Child Kategorie, bedeutet eine Lebertransplantation nach heutigem Erkenntnisstand den besten Überlebensvorteil für den Patienten (Baccarani et al. 2007; Vennarecci et al. 2007). Aufgrund der vorherrschenden Organmangelsituation weltweit ist es jedoch erforderlich, HCCs auch mittels einer primären Resektion (oder Ablation) zu behandeln. Eine chirurgische Resektion kann somit sowohl als definitives Verfahren angesehen werden, als auch als ein Verfahren zum "*bridging*" bis zur Lebertransplantation, und somit das Risiko für eine Transplantations-limitierende Tumorprogression auf der Warteliste zu reduzieren. Leider präsentieren sich die Patienten aber häufig erst in einem fortgeschrittenen Tumorstadium, so dass bei begleitender Zirrhose und eingeschränkter Leberfunktion ca. 80-90 % der Patienten nicht für die chirurgische Resektion qualifizieren.

Ähnlich wie bei Patienten mit einem HCC ohne zirrhotische Leber, stellt die chirurgische Resektion des HCC in der Zirrhose prinzipiell nur dann eine Operationsindikation dar, wenn eine R0-Situation erreicht werden kann. Im Allgemeinen wird eine chirurgische Resektion eines HCC in Leberzirrhose erwogen, wenn der Tumor nur einen Leberlappen betrifft, nicht mehr als drei Herde vorliegen, das zukünftige Restlebervolumen ausreichende Funktion aufweisen wird, und der/die Tumor(e) chirurgisch-technisch ohne großen Parenchymverlust angehbar ist/sind. Studien zeigten, dass die Tumorgröße per se nicht limitierend für eine Resektion ist (Roayaie et al. 2000), wohingegen die Ergebnisse bei multifokalen Tumoren eher schlechter sind aufgrund intrahepatisch bereits disseminierter Mikrometastasen (Ng et al. 2003). Auf der anderen Seite können in ausgewählten Fällen auch dann Behandlungserfolge (Verbesserung des medianen Überlebens) mittels Resektion erreicht werden, obwohl makroskopisch eine Gefäßinvasion durch den Tumor (portalvenöser Tumorthrombus) in der Diagnostik evident ist. Des Weiteren spielt das Zirrhose-Stadium eine wesentliche prognostische Rolle im Hinblick auf die perioperative Letalität und Langzeitüberleben. In der Regel werden nur Patienten mit einer Child A oder B Zirrhose reseziert, wobei letztere eher schon Kandidaten für lokal-ablative Verfahren oder eine Lebertransplantation darstellen.

Die operative Strategie bei der Resektion von HCCs in zirrhotischer Leber sieht in jedem Falle eine R0-Resektion vor, bei gleichzeitigem Versuch des maximalen Erhalts von funktionellem Leberparenchym. Um dieses Ziel zu erreichen, wird in den meisten Fällen eine so genannte atypische Leberresektion oder Subsegmentresektion durchgeführt (☞ Abb. 5.1.).

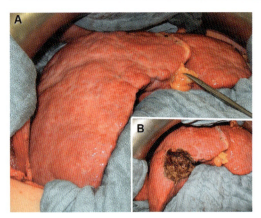

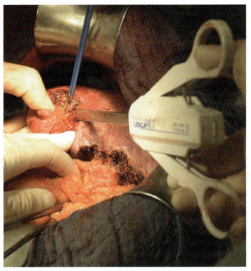

Abb. 5.1: Lebersubsegmentresektion bei HCC in Zirrhose. A) Bei zirrhotischer Leber sollte aufgrund eingeschränkter Leberfunktion in der Regel eine parenchymsparende Resektion des HCC Herdes erfolgen, um einen potentiellen Leberausfall zu vermeiden. B) Operativer Situs nach so genannter "atypischer" Leberresektion eines HCC auf dem Boden einer Leberzirrhose.

Die Überlegenheit einer anatomischen Segmentresektion bei HCC in Zirrhose konnte in Studien nicht bewiesen werden. In einem Vergleich von atypischer Resektion (limitierte Resektion) mit einer anatomischen Resektion konnte bei Patienten mit zirrhotischem Leberschaden kein Überlebensvorteil (5-JÜR) oder verbessertes rezidivfreies Überleben in der anatomisch-resezierten Gruppe festgestellt werden, so dass die 5-JÜR bei limitierter Resektion bei ca. 48 % lag (Yamashita et al. 2007). Darüber hinaus gilt es als Priorität den intraoperativen Blutverlust möglichst gering zu halten, da ein substitutionspflichtiger Blutverlust mit einem schlechteren Outcome der Patienten assoziiert werden konnte (de Boer et al. 2007). Methoden zur Verminderung des intraoperativen Blutverlustes stellen zum Beispiel das Pringle-Manöver (Okklusion des Leber "Inflow" am Ligamentum hepatoduodenale) und elektrochirurgische Techniken (bipolare Pinzette, monopolarer Kauter, etc.) dar (☞ Abb. 5.2).

Abb. 5.2: Dissektionstechnik zur Durchtrennung des Leberparenchyms. Oberste Priorität bei Leberresektionen an zirrhotischer Leber stellt die Vermeidung eines hohen intraoperativen Blutverlustes dar. Neben einem möglichst niedrig zu haltenden ZVD, bietet die bipolare Pinzette eine gute Option zur Versiegelung der Resektionsfläche. Einzelne Gefäße werden bei der Präparation identifiziert und selektiv mit Clips versorgt.

Das Pringle-Manöver sollte jedoch bei zirrhotischer Leber im Allgemeinen nur als "ultima ratio" und möglichst kurz (<10 min) bzw. intermittierend (mind. 5 min Reperfusionszeit) angewendet werden. Zudem spielt die Narkoseführung eine wichtige Rolle, d.h., der ZVD während der Parenchymdissektionsphase sollte weniger als 3-4 mmHg betragen, um Blutverlust durch venöse Stauung zu minimieren. Bezüglich des chirurgischen Vorgehens, stellt der adäquate Sicherheitsabstand zum Tumor nach wie vor einen wesentlichen Diskussionspunkt dar, da dieser aufgrund der oben genannten Operationsstrategie oftmals knapp ausfällt, bzw. ausfallen muss (funktionell-anatomische Gesichtspunkte). Von einigen Autoren wird ein pauschaler Sicherheitsabstand von 1 cm gefordert, um die Gefahr eines Lokalrezidivs zu minimieren. In einer aktuellen prospektiv randomisierten Studie konnte interessanterweise für Patienten mit einem kleinen HCC Tumor (≤ 2 cm) ein signifikanter Überlebensvorteil erreicht werden, wenn 2 cm anstelle von nur 1 cm Sicherheitsabstand angestrebt wurden (5-JÜR 75 % vs. 49 %) (Shi et al. 2007). Ein Problem dieser Studie ist jedoch die enorme Schwankungsbreite der Abstände innerhalb der Gruppen, so dass auch Patienten mit geringerem Abstand (< 2 cm) durchaus einen akzeptablen Langzeitverlauf haben können. Insbesondere ist die korrekte Beurteilung des tatsächlichen Resektionsabstandes durch den Pathologen schwierig, da ein Teil des gesunden Parenchymstreifens bei der Resektion aufgrund der Dissektionstechnik "verloren" geht (Ultraschall-Dissektor, Crush-Technik, etc.). Gleichzeitig wird aber auch zur Versiegelung der Resektionsfläche die Thermokoagulation angewendet (Bipolare Pinzette, Infrarot Kontaktkoagulator), womit de facto ein weiterer Sicherheitsabstand erreicht wird.

Alternativ zur offenen chirurgischen Resektion, wurde auch die laparoskopische Entfernung von HCCs in der Literatur beschrieben. Grundsätzlich befindet sich die Methode aber noch in der experimentellen Phase und scheint eher für oberflächlich lokalisierte Tumore geeignet zu sein. Eine besondere Problematik ist, dass bei diesen Verfahren oftmals keine intraoperative Sonografie durchgeführt wird, da die erforderlichen Sonden für laparoskopischen Ultraschall teuer sind. Somit könnte das Vorhandensein von weiteren HCC Herden unentdeckt bleiben (Schlitt 2007). Die intraoperative Sonografie gilt bisher als "*gold standard*" für den Nachweis von multiplen HCC Läsionen in der Leber. Eine Evaluation des laparoskopischen Vorgehens sollte daher zunächst in Studien an speziellen Zentren im Rahmen von Studien erfolgen.

Die Rezidivrate nach Resektion eines HCC in Zirrhose ist im Allgemeinen als hoch anzusehen. Im Falle einer Hepatitis C assoziierten Zirrhose wird das Risiko für die Entwicklung eines Tumorrezidivs innerhalb eines Zeitraums von fünf Jahren nach primärer Resektion mit 75-80 % angegeben (Llovet et al. 1999). Binnen der ersten zwei Jahre nach erfolgter Tumorresektion ist das prädominante Problem ein Auftreten von intrahepatischen HCC Metastasen. Als Prädiktoren für ein Tumorrezidiv gelten der Tumordifferenzierungsgrad, mikroskopische und makroskopische Gefäßinvasion, Tumorgröße, Anzahl der HCC Herde und Satelliten, AFP Level und positive Resektionsränder bei Resektion. Die zweite Form eines Rezidiv-Tumors, ist die *de novo* Entstehung auf dem Boden der persistierenden oder progredienten Zirrhose. Dieser Teil der Tumore repräsentiert eher das so genannte Spätrezidiv. Folglich bildet die Behandlung der zugrunde liegenden Leberzirrhose ebenso einen Kernteil der HCC-Therapie. Entsprechend definiert sich das Langzeitüberleben der Patienten mit HCC aus einer Kombination von Tumorrezidiv, Metastasierung und Leberfunktion bei progredienter Zirrhose. Die 1-, 3- und 5-Jahres-Überlebensraten nach Resektion eines HCC in zirrhotischer Leber werden mit 80-92 %, 61-86 %, bzw. 41-74 % angegeben (Llovet et al. 1999; Fong et al. 1999). Insgesamt bietet damit die chirurgische Resektion für selektionierte Patienten mit sehr guter Leberfunktion (Child A) die besten Chancen für einen Langzeiterfolg. Eine weitere Behandlungsoption stellen zudem die ablativen Verfahren dar (☞ Kap. 6.), wie zum Beispiel die Radiofrequenzablation (RFA/RITA) oder die Alkoholinjektion (PEI) (Omata et al. 2004). In Studien wurde eine 5-JÜR von 40-70 % mit diesen Therapieverfahren berichtet. Auch hier scheinen Patienten mit einer Child A Zirrhose sowie kleinen singulären Tumoren (< 3 cm) diejenigen zu sein, die am meisten von diesen Verfahren profitieren werden. In zwei aktuellen Studien konnte sogar belegt werden, dass sowohl die PEI bei Patienten mit solitärem HCC (< 3 cm), als auch eine RFA bei Patienten mit HCC bis 5 cm Durchmesser, ein in Bezug auf rezidivfreies Überleben der chirurgischen Resektion gleichwertiges Verfahren darstellen (Huang et al. 2005; Chen et al. 2006). Dementsprechend sollten Patienten, die nicht chirurgisch resektabel erscheinen (z.B. wegen hohem Parenchymverlust), durchaus mit ablativen Techniken behandelt werden (Omata et al. 2004).

Zusammenfassend stellt die chirurgische Resektion des HCC in Zirrhose eine wichtige Therapieoption dar. Limitierend für den Langzeiterfolg ist jedoch die hohe Rate an Rezidivtumoren sowie die eingeschränkte Leberfunktion bei Zirrhose. Insbesondere sind Patienten in fortgeschrittenem Child Stadium (Child C) keine geeigneten Kandidaten für eine primäre Resektion. Bei nach wie vor herrschendem Organmangel, bedarf es der Entwicklung adäquater adjuvanter Therapiekonzepte, um die Rezidivrate und *de novo* HCC Entstehung bei diesen Patienten signifikant zu reduzieren.

5.3. Transplantation bei HCC in Zirrhose

Nach heutigem Kenntnisstand bietet eine Lebertransplantation für Patienten mit einem HCC auf dem Boden einer Zirrhose die beste Chance auf ein Langzeitüberleben und das gilt auch für Patienten mit einem primär resektablen HCC (Baccarani et al. 2007) (Vennarecci et al. 2007). Gute Ergebnisse der Transplantation können insbesondere erreicht werden, wenn entweder ein singulärer HCC Tumor (≤ 5 cm) vorliegt, oder 2-3 Tumore mit einem jeweiligen Durchmesser von ≤ 3 cm.

> Milan-Kriterien:
> - Singulärer Tumor ≤ 5 cm Durchmesser oder
> - maximal 3 Tumore mit einem Durchmesser ≤ 3 cm

Diese Merkmale wurden als "Milan-Kriterien" definiert auf der Grundlage einer wegweisenden Studie von Mazzaferro und Kollegen (Mazzaferro et al. 1996). In dieser Studie zeigte sich eine Überlebensrate von Patienten mit einem HCC und erfolgter Lebertransplantation, die vergleichbar war zu Patienten, welche aufgrund einer Leberzirrhose ohne nachweisliches HCC transplantiert wurden (Mazzaferro et al. 1996). Werden die Milan-Kriterien eingehalten, so betragen die 5-Jahresüberlebensraten 70-80 %, wobei die Rate für die Entwicklung eines intrahepatischen HCC Rezidives in der Transplantatleber mit ca. 10 % anzunehmen ist (Llovet et al. 1999). Der exakte Mechanismus, wie es jedoch zu einer erneuten Tumormanifestation in einer nicht-zirrhotischen Transplantatleber kommt, ist nach wie vor unklar. Prinzipiell handelt es sich wohl um okkulte disseminierte HCC Zellen (z.B. im Knochenmark), die nach erfolgter Transplantation, und obligater Immunsuppression, aktiviert werden und sich die Leber wieder als bevorzugtes Mikroenvironment suchen. Dementsprechend stellt die Entwicklung von immunsuppressiven Therapiekonzepten und gleichzeitig antitumoraler (antiangiogenetischer) Wirkung eine besondere Herausforderung der klinisch-experimentellen Transplantationsforschung dar. Eine Investigator-initiierte Studie ("SiLVER Study") ist diesbezüglich in Regensburg gestartet worden, welche multizentrisch und europaweit evaluieren

soll, ob das Immunsuppressivum Rapamycin im Vergleich zu Calcineurin-Inhibitoren das Outcome und tumorfreie Überleben von Patienten nach Transplantation bei HCC verbessern kann (www.silver-study.org). Ob auch andere Immunsuppressiva eine "tumorprotektive" Komponente aufweisen, ist derzeit Gegenstand intensiver Forschungsarbeiten (Schmid et al. 2005). Realistisch gesehen wird jedoch eine tumorprotektive Immunsuppression nicht bei allen HCC Patienten den gewünschten Erfolg erzielen, so dass auch an neuen molekular-diagnostischen Ansätzen gearbeitet werden muss, um diejenigen Patienten präoperativ zu identifizieren, welche eine "geeignete" Tumorbiologie oder Histologie aufweisen und dementsprechend von einer Transplantation Langzeit profitieren werden.

Bislang werden in ausgewählten Fällen Lebertransplantationen bei hepatozellulären Karzinomen auch außerhalb der Milan-Kriterien durchgeführt (z.B. singulärer Tumor > 5 cm Durchmesser), im Rahmen so genannter "erweiterter Milan-Kriterien". Aus chirurgisch onkologischer Sicht bedeuten auch diese Transplantationen einen klaren Überlebensvorteil für den Patienten, da es wie eingangs erwähnt kaum alternative Therapieansätze gibt. In einzelnen Studien wurde von einer 5-JÜR bei Transplantationen unter erweiterten Milan-Kriterien von ca. 44 % berichtet, wobei die Patientenzahlen im Allgemeinen jedoch gering sind aufgrund der hohen "*drop-out*" Rate auf der Organwarteliste. Natürlich stellt dieser "*drop-out*" auch für Warteslisten-Patienten, die innerhalb der Milan-Kriterien transplantiert werden sollen, ein wesentliches Problem dar. Auch werden sich exzellente Ergebnisse der Transplantationen innerhalb der Milan-Kriterien nur durch entsprechend kurze Wartezeiten erreichen lassen. Bei weltweit insgesamt bestehender Knappheit an Transplantatorganen, wurde deshalb ein neues Allokationssystem entwickelt, das nicht nur die aktuelle Leberfunktion bewertet, sondern auch das Vorliegen eines Malignoms im Sinne eines HCC (Piscaglia et al. 2007). Das so genannte MELD-System (*Model for End-Stage Liver Disease System*) wurde dahingehend modifiziert, dass nun auch eine Bewertung bezüglich des HCC (Stadium, bisherige Wartezeit) erfolgt und damit die Tumorpatienten eine größere Chance haben letztendlich zeitnah transplantiert zu werden. Eine relevante Benachteiligung der

Patienten mit Zirrhose ohne HCC durch diese Modifikation konnte nicht nachgewiesen werden (Piscaglia et al. 2007).

Einen viel versprechenden Lösungsansatz stellt in der heutigen Zeit die Leber-Lebendspende dar, die in besonderem Maße für Patienten mit einem HCC in Leberzirrhose eine bedeutsame Therapieoption darstellt. Mit Hilfe einer Leberspende können sowohl Patienten mit HCC im Rahmen der Milan-Kriterien, als auch bei erweiterter Indikation, frühzeitig transplantiert werden. Somit haben Tumorpatienten insgesamt eine erheblich bessere Aussicht von erwähnten Langzeiterfolgen zu profitieren, da die relativ langen Wartezeiten auf ein Organ entfallen. In der Regel erfolgt die Spender-Hepatektomie in Form einer Rechts-Hemihepatektomie (☞ Abb. 5.3).

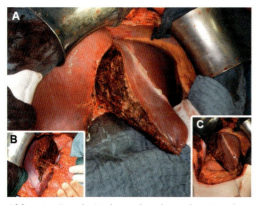

Abb. 5.3: Situs bei Leber-Lebendspende. Die Leber-Lebendspende bietet insbesondere für Patienten mit HCC die Möglichkeit einer zeitgerechten Transplantation. A) In der Regel erfolgt eine rechtsseitige Spender-Hemihepatektomie unter Erhalt der großen Gefäße. B) Situs des Empfängers: Der rechte Anteil der Leber wurde für den Empfänger verwendet und die Gefäße entsprechend rekonstruiert. C) Situs nach Entfernung des rechten Leberlappens beim Spender.

Bislang haben Länder wie Japan, Korea und Hong Kong die größte Expertise und umfassendste Datenlage bezüglich der Leberspende, da in diesen Ländern kaum Transplantationen mittels postmortaler Spende durchgeführt werden können. In einer kürzlich erschienenen Arbeit eines europäischen Zentrums wurde die Leber-Lebendspende zur Behandlung von Patienten mit einem HCC in Zirrhose als sichere Methode bewertet, die das Erreichen einer 3-Jahresüberlebensrate von 62 % bei Patienten ermöglicht, welche außerhalb der Milan-Kriterien transplantiert wurden (Jonas et al. 2007). Innerhalb der Milan-Kriterien transplantierte Patienten wiesen eine 3-JÜR von 68 % auf, bzw. ein 3-Jahresrezidivfreies Überleben von 64 % (Jonas et al. 2007). Bei insgesamt zu verzeichnender Zunahme an Lebendspende-Operationen in Deutschland, werden diesbezüglich weitere Studien und Daten in Kürze zu erwarten sein und belegen, dass auch bei erweiterter Indikation (außerhalb der Milan-Kriterien) ein signifikanter Benefit für diese onkologischen Patienten erreicht werden kann.

Ein weiterer wichtiger Aspekt wird auch in Zukunft die Identifikation von "geeigneten" Tumorpatienten sein, d.h. Selektion von Patienten mit einer günstigen Tumorbiologie des HCC, um ein entsprechend optimales Langzeitergebnis nach Transplantation zu erreichen. Diese Selektion könnte sowohl anhand moderner Bildgebung erfolgen (z.B. PET), oder auch aufgrund des klinischen Verlaufs der HCC Patienten auf der Organwarteliste nach erfolgter Resektion, Ablation, oder Chemoembolisation (TACE) des HCC Herdes im Rahmen eines "*bridging*" Konzeptes bis zum Erhalt eines Organs. Erste Daten weisen darauf hin, dass Patienten mit PET-positiven Tumoren oder Tumoren mit früher Progression nach TACE, eher nicht für eine Transplantation geeignet sind und bevorzugt in (palliative) moderne molekulare Therapiekonzepte (z.B. Sorafenib) eingebunden werden sollten. Zeigen die Patienten dagegen einen stabilen Verlauf nach diesen Interventionen (TACE) (d.h. Tumorregression; Tumorfreiheit), so haben diese Patienten eine günstige Prognose nach erfolgter Lebertransplantation (Otto et al. 2007).

Ein persistierendes Problem stellt zudem auch die Lebertransplantation bei HCC auf dem Boden einer Hepatitis C-assoziierten Zirrhose dar. Bei Patienten mit einer aktiven Hepatitis C Infektion kommt es zu einem erneuten Virusbefall der transplantierten Leber, so dass hierdurch das Gesamtüberleben erheblich vermindert wird im Vergleich zu Patienten mit anderen Erkrankungen. Auch hier ist intensive Forschung notwendig, um moderne und praktikable Konzepte zu entwickeln, die eine Reinfektion entweder verhindern, oder der Entstehung einer erneuten Zirrhose entgegenwirken.

■ Zusammenfassung und Ausblick

In der Behandlung des hepatozellulären Karzinoms stellt die chirurgische Therapie eine wesentliche Komponente dar (☞ Tab. 5.1). Insbesondere können Patienten mit einem HCC auf dem Boden einer Leberzirrhose durch die chirurgische Therapie in Form einer Lebertransplantation signifikant profitieren. Dagegen ist die Bedeutung der chirurgischen Resektion in der Behandlung des HCC in Zirrhose weniger klar definiert, da nur wenige Patienten aufgrund der schlechten Leberfunktion für diese Form der Operation qualifizieren. Die Bedeutung der Resektion, der Ablation sowie der TACE zum "*bridging*", d.h. zum Verhindern einer Progression des HCC bei Patienten auf der Organwarteliste, wird zurzeit noch in Studien evaluiert. Diese Studien werden zusätzlich helfen Algorithmen zu entwickeln, um für eine Transplantation geeignete Tumorpatienten (Tumorbiologie) zu identifizieren (z.B. PET). Eine viel versprechende Lösung zur Vermeidung langer Wartezeiten stellt das Konzept der Leber-Lebendspende dar, bei dem Patienten auch außerhalb der Milan-Kriterien erfolgreich transplantiert werden können. Intensive Forschung ist jedoch weiterhin erforderlich, um immunsuppressive Konzepte mit anti-tumoraler Wirkung zu entwickeln, bzw. zu optimieren, um die Rate an Tumorrezidiven in der Transplantatleber signifikant zu reduzieren.

Tumorsituation	Therapie			
	Re-sekt.	Trans plant.	Abla-tion	TACE
Kleiner Tumor, unifokal	+	+?	++	+
Kleiner Tumor, oligofokal	+	++	++	+
Kleiner Tumor, multifokal	--	(+)	(+)	++
Großer Tumor, unifokal				
ohne makr. Gefäßinvasion	++	(+) -	--	++
mit makr. Gefäßinvasion	(+)	-	--	+
Großer Tumor, multifokal	--	--	--	(+)

Tab. 5.1: Therapieoptionen in Abhängigkeit vom Tumorausmaß.

6. Perkutane lokal-ablative Therapieverfahren

6.1. Prinzip

Das Prinzip der perkutanen lokal-ablativen Therapien basiert auf einer lokalen Tumordestruktion durch chemische oder thermische Schädigung (☞ Tab. 6.1). Im einzelnen stehen folgende Optionen zur Verfügung:

Chemische Ablation
• Alkohol (PEI)
• Essigsäure (PAI)
Thermische Ablation
• Radiofrequenz (RFA)
• Mikrowellenkoagulation (MWK)
• Laser (LITT)
• "*High Intensity Focused Ultrasound*" (HIFU)

Tab. 6.1: Perkutane Therapieverfahren.

■ Perkutane Ethanolinjektion (PEI)

Bei der PEI wird nach Lokalanästhesie und ggf. Sedoanalgesie unter bildgebender Kontrolle (Ultraschall, Computertomographie) eine Nadel in den Tumorherd platziert. In der Regel wird eine 20 G Nadel benutzt, je nach Tumorgröße als Endlochnadel oder als Nadel mit verschlossenem Ende und Seitlöchern auf einer Länge von 1-2 cm (☞ Abb. 6.1 + 6.2).

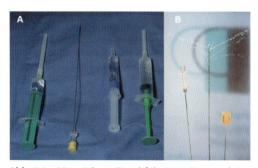

Abb. 6.1: Material zur Durchführung einer perkutanen Alkoholinjektion (PEI). A: Von links nach rechts: Lokalanästhesie, PEI-Injektionsnadel, Ultraschallgel, 96 %-iger Alkohol; B: Seitlochnadel ermöglicht eine homogene Verteilung des Alkohols im HCC.

Bei der PEI werden in der Regel 1-10 ml 96 %-iger Alkohol injiziert, der durch Proteindenaturierung, zelluläre Dehydratation und Thrombose der tumor-versorgenden Gefäße mit konsekutiver Ischämie zur Tumornekrose führt. Je nach Größe des Tumors, der Therapieeffizienz und der Patienten-Compliance sind für die Tumorablation in der Regel 4-8 PEI-Sitzungen erforderlich. Bei der sog. "Single Shot PEI" werden unter Vollnarkose bis zu 150 ml 96 % Alkohol in einer Sitzung in den Tumorherd injiziert.

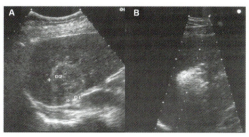

Abb. 6.2: Perkutane Alkoholinjektion (PEI). A: HCC rechter Leberlappen; B: Alkoholdiffusion im HCC nach PEI.

■ Perkutane Essigsäureinjektion (PAI)

Als Alternative zum Alkohol kann auch 50 %ige Essigsäure (2-5 ml) benutzt werden. Das Vorgehen unterscheidet sich nicht von der PEI. Bei der PAI sind weniger Sitzungen erforderlich als bei PEI, um eine komplette Tumornekrose, wobei auch eine "Single High Dose PAI" durchgeführt werden kann.

■ Radiofrequenzthermoablation (RFA)

Bei der RFA wird eine Nadelelektrode in den Tumor platziert. Durch Aussendung von Radiofrequenzwellen (480-500 kHz) von den nicht isolierten Nadelspitzen wird durch molekulare Friktion Wärme erzeugt, die zu einer thermischen Tumordestruktion führt (☞ Abb. 6.3). Kommerziell sind verschiedene Systeme und Nadeltypen verfügbar (☞ Tab. 6.2) (Head et al. 2004).

Hersteller	Energie	Kontroll-modus	Elektrode
Radionics	200 W	Impedanz	Einzel
CC-1 Cosman	480 kHz		Cluster
Radiotherapeutics	200 W	Impedanz	LeVeen
RF 3000	460 kHz		
RITA	150 W	Impedanz	Starburst

Tab. 6.2: Auswahl monopolarer RFA-Systeme.

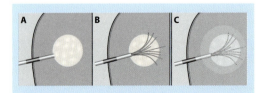

Abb. 6.3: Prinzip der Radiofrequenzthermoablation. A: Plazierung der RFA-Nadel vor den Herd; B: Ausfahren der Seithaken C: Ablation des Herds idealerweise mit Randsaum außerhalb des Herds.

■ Mikrowellenkoagulation (MWK)

Bei der MMK wird über eine Nadel eine Elektrode eingeführt, die durch Mikrowellen (2450 MHz) zu einer Tumornekrose mit einem Durchmesser von 1,5-3 cm führt.

■ Laserinduzierte Thermotherapie (LITT)

Bei der LITT wird der Tumor durch Laserenergie, z.B. durch einen Nd:YAG-Laser mit einer Wellenlänge von 1054 nm, zerstört. Die Laserelektrode wird in den Tumor platziert. Ein Quarzmantel um die Elektrode ermöglicht die kugelförmige Emission von Laserenergie, die zur Tumornekrose führt. Um größere Nekrosen zu erreichen werden gelegentlich mehrere Elektroden in eine Läsion eingebracht.

■ *High Intensity Focused Ultrasound* (HIFU)

Ultraschallwellen mit akustischer Energie stellen eine interessante nicht-invasive Alternative zu den anderen perkutan lokal-ablativen Verfahren dar. Fokussierte Ultraschallwellen werden für wenige Sekunden appliziert, so dass in der Läsion Temperaturen von 60-80°C erreicht werden. Ohne ein bildgebendes Verfahren, durch das die Nekroseausdehnung dokumentiert wird, ist eine Beurteilung der Effizienz der Methode kaum möglich. Durch die magnetresonanztomographische Kon-

trolle der Nekroseareale ist das System weiter entwickelt worden.

6.2. Klinik

■ PEI

Die PEI war das erste lokale Ablationsverfahren. In histopathologischen Untersuchungen konnte eine komplette Nekrose nach PEI bei 70-80 % der Tumoren mit einer Größe < 3 cm dokumentiert werden. Retrospektive Studien zeigten eine Verlängerung des Überlebens von Patienten mit einem Frühstadium des HCC mit 5-Jahresüberlebensraten von 41-53 % bei Child A Zirrhose. Zwischen chirurgischer Resektion und PEI konnten retrospektive und Kohortenstudien kein signifikant unterschiedliches Überleben zeigen (☞ Tab. 6.3) (Daniele et al. 2003; Castells et al. 1993; Yamamoto et al. 2001). Diese Aussage wird unterstützt durch eine kürzlich erschienene retrospektive Kohortenstudie, die 218 Patienten mit einem HCC mit einem Durchmesser ≤2 cm einschloss, die mit RFA behandelt wurden. In dieser Studie hatte die RFA, bei vergleichbarer 5-Jahres-Überlebensrate von 68,5 %, eine periinterventionelle Mortalität von 0 % und eine Komplikationsrate von 1,8 % und war somit deutlich günstiger als die Resektion (Livraghi et al. 2008).

Thera-pie	Pat. (n)	Überleben (%)			Lite-ratur
		1 Jahr	3 Jahre	5 Jahre	
Resektion	33	81	44	nd	Castells et al. 1993
PEI	30	83	55	nd	
Resektion	58	9	84	61	Yamamoto et al. 2001
PEI	39	100	82	59	
Resektion	17	82	63	nd	Daniele et al. 2003
PEI	65	91	65	nd	

Tab. 6.3: Übersicht retrospektiver und Kohortenstudien: Perkutane Alkoholinjektion versus Resektion.

Eine randomisierte kontrollierte Studie (*randomized controlled trial*, RCT) konnte diese Ergebnisse bestätigen (☞ RFA). Obwohl die PEI ein einfaches

und generell risikoarmes Verfahren ist, sind auch
schwere Komplikationen beschrieben worden. In
einer Multizenter-Studie mit insgesamt 1.066 Patienten (8.118 PEI-Interventionen) kam es zu einem Todesfall (0,1 %) und zu 34 schweren Komplikationen (3,2 %), wie z.B. bei 7 Patienten zu einer Stichkanalmetastase (0,7 %) (☞ Tab. 6.4). Die
größte Limitation der PEI ist die hohe lokale Rezidivrate mit bis zu 30 % bei kleineren Tumoren (< 3
cm) und höher bei größeren Läsionen. Auf der Basis einer unkontrollierten Anwendungsbeobach-
tung scheint die Injektion eines größeren Alkohol-
volumens in einer Sitzung ("Single Shot PEI") zu
einer besseren Ablation größerer und infiltrieren-
der HCC zu führen.

	PEI	RFA
Todesfälle	17/1066 Pat. (0,1 %)	6/2320 Pat. (0,3 %)
Komplikationen	34/1066 Pat. (3,2 %)	50/2320 Pat. (2,2 %)
- Hämoperito- neum	5 Pat.	12 Pat.
- Stichkanal- metastasen	7 Pat.	12 Pat.
- Abzess	2 Pat.	6 Pat.
- Pneumothorax	2 Pat.	1 Pat.

Tab. 6.4: Komplikationen nach PEI und RFA (modifiziert nach (Di Stasi et al. 1997) (Livraghi et al. 2003)).

■ PAI

Dieses Verfahren wurde bisher in nur wenigen
Studien eingesetzt. Zwei Studien verglichen PAI
mit PEI. In einer Studie an 60 Patienten mit bis zu 4
kleinen HCC-Herden (< 3 cm) wurden PEI und
PAI verglichen: die 1- und 2-Jahresüberlebens-
raten waren 100 % und 92 % in der PAI-Gruppe
und 83 % und 63 % in der PEI-Gruppe (p =
0,0017). Im Unterschied hierzu konnte eine weitere Studie keinen signifikanten Unterschied im
Hinblick auf das Überleben zeigen.

■ RFA

Mitte der 90er Jahre wurden die ersten Untersuchungen zur RFA-Tumorablationen durchgeführt, durch die nur kleinere Tumornekrosen (bis
zu 1,6 cm) induziert werden konnten. Inzwischen
stehen verbesserte Systeme zur Verfügung, die die
Ablation größerer Läsionen ermöglichen. Aktuell
ist die RFA das perkutan lokal-ablative Verfahren
der 1. Wahl zur Therapie des HCC, das weltweit die
PEI weitgehend abgelöst hat (Di Stasi et al. 1997)
(Livraghi et al. 2008).

Komplikationen der RFA waren in eine Multizenter-Studie an 2.320 Patienten mit 3.554 Lebertumoren 6 Todesfälle (0,3 %), 50 gravierende nicht
tödliche Komplikationen (2,2 %) und 12 Stichka-
nalmetastasen (0,5 %) (☞ Tab. 6.4). Am häufigsten traten Komplikationen bei Patienten mit sub-
kapsulären Tumoren, niedriger Differenzierung
oder invasivem Wachstum des HCC auf.

Die Effizienz von PEI und RFA wurde in mehreren
RCT verglichen (☞ Tab. 6.5) (Lin et al. 2004) (Lin
et al. 2005) (Shiina et al. 2005) (Shibata et al. 2002)
(Lencioni et al. 2003). In allen Studien führte die
RFA zu weniger Lokalrezidiven mit einer 2-Jahres
Lokalrezidivrate von 2-18 % nach RFA vs. 11-45 %
nach PEI. Das Gesamtüberleben hingegen war
nach RFA nur in einer Studie signifikant besser als
nach PEI, in allen anderen Studien war die RFA-
Therapie nicht signifikant günstiger, außer in der
Subgruppe von Patienten mit HCC < 2 cm Durch-
messer.

PEI und RFA sind bei ausgewählten Patienten
(maximal 3 HCC-Herde, maximaler Durchmesser
<3 cm) sicher und effektiv mit einer kompletten
Ablation bei etwa 80 % der Patienten (☞ Abb. 6.4).
Das 5-Jahresüberleben liegt zwischen 40 % und
70 %. Bei größerem HCC-Durchmesser (3-5 cm)
wird eine komplette Remission bei etwa 50 % der
Patienten, bei noch größerem HCC bei deutlich
weniger Patienten erreicht.

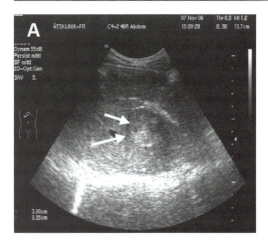

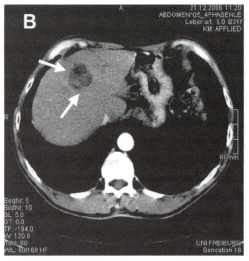

Abb. 6.4: HCC vor und nach Radiofrequenzthermoablation. A: Sonographisches Bild des HCC vor Ablation; B: Kontrastmittelunterstütztes CT nach RFA, in der
frtüharteriellen Phase des CT zeigt sich kein Kontrast-
mittelenhancement im Bereich des therapierten HCC.

In zwei RCT wurde die chirurgische Resektion mit
perkutan lokal-ablativen Interventionen verglichen (☞ Tab. 6.5) (Huang et al. 2005; Chen et al.
2006). Trotz methodischer Vorbehalte zeigen diese Studien, wie die prospektiven Kohorten- und
retrospektiven Fall-Kontrollstudien, dass bei kleinem HCC die perkutan lokal-ablativen Verfahren
und die chirurgische Resektion gleichwertig sind.
Zur definitiven Beurteilung sind jedoch noch weitere qualifizierte RCT erforderlich.

Die Lebertransplantation (LTx) stellt beim HCC
die beste Therapieoption dar, da mit der LTx der

Tumor und gleichzeitig die Leberzirrhose als Präkanzerose entfernt werden. Bei Einhaltung der sog.
Mailand-Kriterien (1 Herd ≤ 5 cm, 3 Herde ≤ 3
cm), sind die Ergebnisse der LTx bei Patienten mit
HCC denen ohne HCC vergleichbar. Die in der
Regel lange Wartezeit auf der Transplantationsli-
ste ist häufig prognosebestimmend, da bei Progre-
dienz des HCC während der Wartezeit eine LTx oft
nicht mehr durchgeführt werden kann. Deshalb
werden während der Wartezeit als überbrückende
Maßnahmen ("*bridging*") u.a. perkutane lokal-
ablative Verfahren sowie transarterielle Interventionen durchgeführt. Die bisherigen Studien hatten unterschiedliche Endpunkte und kleine Patientenzahlen, so dass ein statistischer Vergleich
nicht möglich ist. Die Studien deuten jedoch darauf hin, dass die Wartezeit bis zur LTx durch die
perkutan lokal-ablativen Verfahren verlängert
werden kann und dass das tumorfreie Überleben
nach LTx dadurch nicht negativ beeinflusst wird.

■ MWK

Zur MWK liegen 3 unkontrollierte Studien vor mit
3-Jahresüberlebensraten von 68-73 %. In einer
Studie an 90 Patienten mit gut differenziertem
HCC war die Effizienz von MWK und PEI vergleichbar; bei Patienten mit niedrig differenziertem HCC führte die MWK zu einer deutlichen Lebensverlängerung. Diese Beobachtung muss durch
weitere Studien bestätigt werden. In einem RCT, in
dem MWK und RFA verglichen wurde, zeigten
sich keine signifikanten Unterschiede in Bezug auf
lokale Rezidivrate, Überleben und Komplikationen, wohl aber tendenziell eine Überlegenheit der
RFA.

■ LITT

Die meisten Studien zur LITT wurden an Patienten mit Lebermetastasen durchgeführt. Für Patienten mit HCC liegen nur wenige Studien vor. In
einer unkontrollierten Studie mit 74 Patienten mit
einem Tumor < 4 cm oder 3 Läsionen < 3 cm war
das 1-, 3- und 5-Jahresüberleben nach LITT 99 %,
68 % und 15 %.

■ HIFU

Dieses relativ neue Verfahren ist die perkutane Ablation durch Ultraschall alleine oder in Kombination mit einer TACE. Der größte Vorteil zu den anderen perkutan lokal-ablativen Verfahren ist die
Nicht-Invasität. Nachteile sind lange Ablations-
zeiten und die schwierige Beurteilung der Effekti-

Therapie	Pat. (n)	Tumorgröße (≤2/>2 cm)	kompl. Nekrose (%)	Überleben			Lokalrezidiv (%)	Literatur
				1 Jahr	2 Jahre	4 Jahre		
	161	79/82*	nd					Chen et al. 2006
RFA	71			96	82	68		
Resektion	90			93	82	64		
	76	45/31	nd				Gesamtlokalrezidivrate	Huang et al. 2005
PEI	38			100	100	92	47	
Resektion	38			97	91	88	39	
	187	111/76					nach 2 Jahren	Lin et al. 2005
RFA	62		96	93	81	nd	14	
PEI	62		88	88	66	nd	34	
PAI	63		92	90	67	nd	31	
	232	102/130					nach 2 Jahren	Shiina et al. 2005
RFA	118		100	97	91	74	2	
PEI	114		100	92	81	57	11	
	157	47/110					nach 2 Jahren	Lin et al. 2004
RFA	52		96	90	82	nd	18	
PEI	52		88	85	61	nd	45	
Hochdosis PEI	53		92	88	63	nd	33	
	102	nd					2-Jahres lokalrezidivfreies Überleben	Lencioni et al. 2003
RF	52		91	100	98	nd	4	
PEI	50		82	96	88	nd	38	
	72	42/52					nach 2 Jahren	Shibata et al. 2002
RF	36		96	nd	nd	nd	12	
Mikrowellen	36		89	nd	nd	nd	24	

Tab. 6.5: Übersicht randomisierter kontrollierter Studien. *≤3/>3 cm

vität des Verfahrens. Während die HIFU-Strategie vielversprechend erscheint, sind die bisherigen Erfahrungen für eine abschließende Bewertung noch zu gering.

■ TACE kombiniert mit anderen Strategien

Die Kombination von TACE (☞ hierzu Kap. 7.) mit anderen perkutan lokal-ablativen Verfahren wurde in mehreren Studien untersucht. Zwei Studien zeigten einen Benefit der Kombination von TACE und PEI im Vergleich zu nur einer Therapiemodalität im Hinblick auf das Gesamtüberleben der Patienten. Der Benefit wird vermutlich durch eine die TACE-Vorbehandlung vermittelt, die zu einer besseren Verteilung des Alkohols und damit zu einer kompletteren Tumornekrose führt. Insgesamt liegen aktuell sechs RCT zur Wirksamkeit der TACE *versus* TACE plus PEI im Hinblick auf das Gesamtüberleben vor (Bartolozzi et al. 1995) (Tanaka et al. 1991) (Becker et al. 2005) (Kamada et al. 2002) (Koda et al. 2001) (Yamamoto et al. 1997): drei Studien ergaben eine statistisch signifikante Verlängerung des 2-Jahres-Überlebens der Patienten durch die Kombinationstherapie (Tanaka et al. 1991) (Koda et al. 2001) (Yamamoto et al. 1997), während die anderen Studien einen positiven Trend, jedoch keinen signifikanten Unterschied zeigen konnten (Bartolozzi et al. 1995) (Becker et al. 2005) (Kamada et al. 2002). Auf der Basis dieser Studien sollte im Einzelfall, insbesondere bei Patienten mit einem HCC-Durchmesser > 3 cm, die Indikation zu einer Kombinationstherapie geprüft werden. In einer monozentrischen, prospektiven, randomisierten Studie wurde kürzlich die Wirksamkeit von TACE *versus* RFA *versus* TACE-RFA bei 291 Patienten mit einem HCC mit einem Durchmesser >3 cm untersucht. Sowohl im Hinblick auf das Gesamtüberleben als auch auf die objektive Ansprechrate war die TACE-RFA Therapie der TACE bzw. RFA überlegen. Interessanterweise ließ sich dieser Effekt auch bei Patienten mit sehr großen HCC-Herden (5-7,5 cm Durchmesser) nachweisen (Cheng et al. 2008). Während die Studie dokumentiert, dass beim HCC >3 cm Durchmesser die Kombinationstherapie TACE-RFA der TACE bzw. RFA alleine überlegen ist, müssen die Ergebnisse durch weitere Studien bestätigt werden, bevor die Kombinationstherapie als neuer Behandlungsstandard in der Praxis empfohlen werden kann.

Die Kombination von TACE mit HIFU hat in einer Studie an 50 Patienten einen deutlichen Überlebensvorteil gegenüber der TACE alleine gezeigt (Wu et al. 2005). Diese Ergebnisse müssen jedoch noch durch weitere Studien bestätigt werden bevor diese Strategie für die klinische Praxis empfohlen werden kann.

 Fazit

Für Patienten mit HCC stehen verschiedene lokalablative Therapieoptionen zur Verfügung. Dies sind perkutane Verfahren (u.a. PEI, RFA), deren Wirksamkeit z.T. durch RCT belegt ist. Die klinisch am besten etablierten Verfahren sind die PEI und RFA. Die RFA scheint der PEI in Bezug auf Gesamtüberleben und lokale Rezidivrate überlegen zu sein. Die perkutane lokale Ablation in Kombination mit einer TACE, auch als überbrückende Maßnahme vor LTx, ist eine weitere therapeutische Strategie, die jedoch noch nicht durch RCT validiert sind. Die Weiterentwicklung nichtinvasiver Ablationsverfahren lässt weitere Verbesserungen in der Therapie des solitären oder oligofokalen HCC erwarten.

7. Transarterielle Chemoembolisation (TACE)

7.1. Definition

Unter einer TACE (transarterielle Chemoembolisation) der Leber versteht man die intraarterielle Gabe eines Chemotherapeutikums mit einer embolischen Okklusion der tumorversorgenden Leberarterien. Meist wird das Zytostatikum in einer öligen Lipiodol-Emulsion appliziert. Hiervon sind die transarterielle Chemotherapie(-perfusion) (TAC) und die transarterielle Embolisation (TAE) abzugrenzen. Bei der transarteriellen Chemoperfusion wird die Lipiodol-Zytostatika-Emulsion oder das Zytostatikum alleine ohne Embolisation verabreicht. Bei der TAE hingegen erfolgt eine Embolisation ohne Gabe eines Chemotherapeutikums.

7.2. Indikation

Die TACE kommt als Therapieverfahren für hepatozelluläre Karzinome in Betracht, wenn eine kurative Operation oder lokal ablative Verfahren wie PEI und RFTA (☞ Kap. 5. + 6.) aus onkologischer oder chirurgischer-technischer Sicht nicht angewandt werden können.

Dies betrifft in der Regel hepatozelluläre Karzinome im intermediären Stadium nach der BCLC- (*Barcelona-Clinic Liver Cancer*) Klassifikation, die ungefähr 10-20 % aller HCC ausmachen (Bruix et al. 2005). Unter das intermediäre Stadium fallen Patienten mit multifokalem HCC (mehr als 3 Herde mit einem Durchmesser unter 3 cm oder ein Herd mit einem Durchmesser größer als 5 cm), Child-Pugh Stadium A-B und einem WHO Performance-Status 0, wobei in Abhängigkeit von der Gesamtsituation auch WHO Stadien 1 und 2 für eine TACE in Frage kommen (☞ Tab. 7.1). Eine wichtige Voraussetzung für den erfolgreichen Einsatz einer TACE ist das Vorliegen eines hypervaskularisierten Tumors. Wesentliche Kontraindikationen der TACE sind in Tab. 7.1 aufgeführt.

Inwieweit eine Pfortaderthrombose eine Kontraindikation für die TACE darstellt, wird kontrovers diskutiert. Bei der Pfortaderteilthrombose oder Verschluss von Pfortaderästen kann in Abhängigkeit von der Leberfunktion eine TACE möglich sein (Fan et al. 2001). Bei Verschluss des Pfortaderhauptstammes sollte jedoch von einer TACE abgesehen werden. Eine TACE ist auch bei Vorliegen eines TIPS (transjugulärer intrahepatischer portosystemischer Shunt) möglich sofern Kurzschlussverbindungen zum Shunt ausgeschlossen sind. Da HCCs meist auf dem Boden einer Leberzirrhose entstehen sollte immer die Gefahr einer Leber- und Niereninsuffizienz bedacht werden (s.u.).

Voraussetzungen
• Multifokales HCC (mind. 3 Herde > 3 cm oder ein Herd >5 cm)
• Operation oder lokal ablatives Verfahren nicht möglich
• WHO Performance Status 0(-2)
• Child Pugh A-B
• Hypervaskularisation der Tumore
Kontraindikationen
• Pfortaderstammverschluss
• Befall von mehr als 75 % des Lebervolumens
• Hepatorenales Syndrom
• Child Pugh C
• Fernmetastasen bzw. extrahepatischer Tumorbefall
• WHO Performance Status 3-4
• Obstruktiver Ikterus mit Bilirubin > 3 mg/dl
• Biliodigestive Anastomosen
• Manifeste Enzephalopathie
• Hepatofugaler Fluss in der Pfortader
• Allgemeine Kontraindikationen für eine Angiographie

Tab. 7.1: Voraussetzungen und Kontraindikationen für die TACE.

7.3. Prinzip der TACE

HCCs weisen in der Regel eine deutliche Hypervaskularisation auf, der eine verstärkte Neoangiogenese zugrunde liegt (Pang et al. 2006). HCCs können in frühen Tumorstadien über das Pfortadersystem und über die Leberarterie versorgt werden (Nakashima et al. 1986). Mit zunehmender Tumorgröße werden HCCs jedoch überwiegend von den Leberarterien vaskularisiert und un-

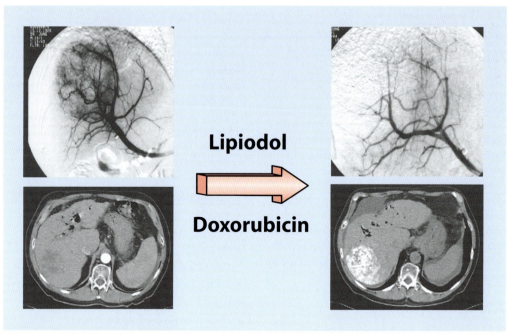

Abb. 7.1: TACE mit Lipiodol und Doxorubicin. Großer, hypervaskularisierter HCC-Knoten im rechten Leberlappen vor und nach TACE. Darstellung der TACE in der Durchleuchtung und mittels CT mit Nachweis der Lipiodol-Anreicherung (mit freundlicher Genehmigung von Herrn Dr. D. Blondin, Institut für Diagnostische Radiologie, Düsseldorf).

terscheiden sich damit vom übrigen Lebergewebe, das vorwiegend über das portal-venöse System versorgt wird. Eine portalvenöse Mitversorgung ("*parasitic neovascularisation*") bleibt allerdings häufig im Tumorrand bestehen. Die unterschiedliche Gefäßversorgung von HCC und normalem Lebergewebe ist Grundvoraussetzung der TACE.

Das Prinzip der TACE beruht auf der embolischen Okklusion tumorversorgender Arterien und der antiproliferativen Wirkung des Zytostatikums. Durch die Embolisation soll eine Flussverlangsamung mit verringerter Auswaschung des Zytostatikums und eine Hypoxie im Tumorgewebe erzielt werden. Lipiodol als ölige Trägersubstanz soll eine erhöhte Affinität zum HCC-Gewebe aufweisen (Chuang et al. 1982). Es wird davon ausgegangen, dass die Summe dieser Maßnahmen zu einer erhöhten lokalen Konzentration und verbesserter Wirkung des Chemotherapeutikums im Tumorgewebe führt.

7.4. Technische Durchführung

Die TACE erfolgt regelhaft über einen transfemoralen Zugang nach lokaler Anästhesie. Zunächst wird eine orientierende diagnostische Angio- und indirekte Splenoportographie durchgeführt, um arterielle Normvarianten (z.B. Abgang der A. hepatica dextra aus der A. mesenterica superior, Abgang der A. hepatica sinistra aus den A. gastricae breves, atypische extrahepatische arterielle Versorgung großer HCCs) und eine Thrombose der Pfortader zu detektieren. Hierauf erfolgt unter Durchleuchtung die selektive Kathetersondierung der den HCC-Herd versorgenden Arterie. Wichtig ist es hierbei, Fehlembolisierungen von Darm- oder Gallenblasen-versorgenden Arterien (A. cystica, A. gastroduodenalis) zu vermeiden, die die Ursache postinterventioneller oberer gastrointestinaler Blutungen und Zystitiden darstellen können. Wegen der Gefahr einer Lungenembolie sollten größere arteriovenöse Shuntverbindungen ausgeschlossen werden. Die konventionelle TACE mit Lipiodol ist hinsichtlich der Wahl, Dosis und Volumen des Chemotherapeutikums und der verwendeten emboligenen Partikel/Substanzen nicht standardisiert.

<table>
<tr><td>

TACE mit Lipiodol/Doxorubicin (oder Epirubicin)

- 50 mg Doxorubicin (oder Epirubicin), gelöst in 5 ml 0,9 % NaCl, werden mit 10 ml Lipiodol ("Wasser in Öl"-Emulsion) gemischt
- Anschließend langsame Instillation des Lipiodol/Chemotherapeutikum-Gemisches in 1-2 ml Portionen unter Durchleuchtungskontrolle (Faustregel: Tumordurchmesser in cm entspricht in etwa der Lipiodolmenge in ml)
- Fortführung der Instillation bis Stase in den zuführenden Gefäßen erreicht wird, Gemisch in andere Regionen abzufließen beginnt oder 20 ml Lipiodol verbraucht wurden
- Anschließend Embolisation mit PVA (Polyvinylalkohol)-Partikeln

TACE mit Doxorubicin beladenen *drug-eluting beads* (DC-beads™)

- Herstellung einer Doxorubicin-Lösung (25 mg Doxorubicin pro ml Aqua ad injectabilia in 2 ml Portionen)
- Abziehen von überschüssigem NaCl aus dem DC-beads™-Flaschen
- Überführung der 2 ml Doxorubicin-Lösung in die Flaschen mit den DC-beads™ und nachfolgendes Mischen (bei der Beladung mit Doxorubicin verkleinern sich die DC-beads um ca. 20 %). Cave: pro ml DC-beads max. 37,5 mg Doxorubicin verwenden, da bei höherer Beladung Gefahr der systemischen Verteilung des Doxorubicins
- Zum Beladen der DC-beads™ die Mischung für nachfolgende Zeitintervalle stehen lassen (bis die DC beads sich rot anfärben und die Lösung fast klar wird):
  - 20 min für DC-beads™ von 100-300 µm Durchmesser
  - 60 min für DC-beads™ von 300-700 µm Durchmesser
  - 90 min für DC-beads™ von 700-900 µm Durchmesser
- Nach Beladung Mischung mit äquivalentem Volumen an Kontrastmittel
- Langsame Instillation des Kontrastmittel/Doxorubicin/DC-beads™-Gemisches bis zur Stase in den tumorversorgenden Gefäßen. Maximale Gesamtmenge zur Embolisation: 150 mg Doxorubicin

</td></tr>
</table>

Tab. 7.2: Protokolle für die TACE.

Das am häufigsten verwendete Zytostatikum ist Doxorubicin/Epirubicin. Tabelle 7.2 gibt ein gängiges Protokoll wieder. Das Chemotherapeutikum wird in einem Volumen von 10-20 ml mit Lipiodol gemischt. Das Lipiodol dient als Carrier für das Chemotherapeutikum und erlaubt zugleich, da es in der Röntgendurchleuchtung sichtbar ist, die Verteilung des Lipiodol-Chemotherapeutikum-Gemisches zu kontrollieren. Wichtig ist die Verwendung kleiner Volumina mit geringer Infusionsgeschwindigkeit, um ein retrogrades Abströmen des Lipiodol-Zystatikum-Gemisches zu vermeiden. Für die abschließende Embolisation werden am häufigsten Gelatine-Partikel oder Polyvinylalkohol-Partikel (PVA) verwendet (☞ Tab. 7.3).

Embolisat	Größe	Dauer der Okklusion
Gelatine Partikel (Schwamm oder Pellets)	1-2 mm	2 Wochen
Stärke Mikrosphären	0,1-0,3 mm	80 min
Autologe Blutgerinnsel	variabel	> 2 Wochen
Polyvinylalkohol (PVA)	50-250 µm	permanent
Drug-eluting beads (DC-beads™) (modifizierte Mikrosphären aus PVA)	100-900 µm	permanent
Embosphären (Tris-acryl-Mikrosphären)	100-700 µm	permanent

Tab. 7.3: Vergleich verschiedener Embolisate.

Die unmittelbare Kontrolle des Therapieerfolges erfolgt in der anschließenden Angiographie, die die Hypo- oder Avaskularisation im Tumorbett nachweisen sollte. Die Güte der Embolisation kann zudem anhand der Lipiodol-Absättigung im nativen CT am Folgetag abgeschätzt werden. Zur Festlegung des längerfristigen Therapieerfolges werden CT-Untersuchungen nach 4-6 Wochen empfohlen. Die Tumorresponse kann auch durch Bestimmung von AFP oder mittels (Kontrastmittel-)Sonographie evaluiert werden.

Neben der konventionellen Lipiodol-Zytostatikum-TACE und nachfolgender Embolisation kann eine TACE auch mittels "*drug-eluting beads*" (z.B. DC-beads™) durchgeführt werden (DEB-TACE), wobei Chemotherapieapplikation und Embolisation gleichzeitig erfolgen (Malagari et al. 2007; Poon et al. 2007; Varela et al. 2007). DC-beads™ sind biokompatible, hydrophile, nicht resorbierbare und präzise kalibrierte Hydrogel-Mikrosphären aus Polyvinylalkohol (PVA), die durch Sulfonat-Gruppen modifiziert sind. Die negativ geladenen Sulfonat-Gruppen binden das Doxorubicin über dessen positiv geladene Amingruppen. Die technische Durchführung der TACE mit DC-beads™ unterscheidet sich von der konventionellen TACE mit Lipiodol im Wesentlichen bezüglich der Vorbereitung und Beladung der DC-beads™ mit Doxorubicin (☞ Tab. 7.2). Da die DC-beads bereits emboligen wirken, ist eine separate Embolisation, wie sie bei der Lipiodol-TACE durchgeführt wird, nicht notwendig. Der wesentliche Vorteil der DC-beads™ liegt in der verzögerten Freisetzung des Zytostatikums. Während in vitro für ein Lipiodol-Doxorubicin Gemisch die Auswaschung des Doxorubicins innerhalb von 4 h erfolgt, werden innerhalb von 24 h nur 15 % des an DC-beads™ gebundenen Doxorubicins ausgewaschen (Lewis et al. 2006). Je größer der Durchmesser der DC-beads™, umso langsamer erfolgt die Freisetzung des Doxorubicins. Aufgrund der verzögerten Freisetzung liegen C_{max} und die AUC für Doxorubicin bei Applikation von DC-beads™ signifikant niedriger als bei der Applikation eines Lipiodol-Gemisches (Varela et al. 2007). Ein technischer Nachteil der DC-beads™ ist, dass die Abschätzung der Embolisationsausdehnung mittels CT aufgrund des fehlenden "Lipiodol-Markers" schlechter möglich ist.

7.5. Klinischer Nutzen

Die TACE ist primär ein palliatives Verfahren mit dem Ziel die Tumorprogression zu verlangsamen. Eine onkologisch komplette Remission von HCC-Herden kann auch mit neueren TACE-Verfahren nur in seltenen Fällen erreicht werden. Aufgrund der notwendigen klinischen Selektion von Patienten und differenzierter Therapiemöglichkeiten kommt eine TACE-Behandlung bei 10-20 % der HCC Patienten in Frage.

Bei Durchsicht der Literatur zeigt sich, dass eine konventionelle TACE in 67 % der Studien, eine TAE in 11 % und eine TACE mit nachfolgender systemischer Chemotherapie in 8 % der Studien

durchgeführt werden (Marelli et al. 2007). Trotz einer Vielzahl von Publikationen finden sich nur wenige randomisierte, kontrollierte Studien zur TACE beim HCC. Ein Überlebensvorteil für die TACE gegenüber "best supportive care" konnte in zwei Studien (Llovet et al. 2002; Lo et al. 2002) und in drei Metaanalysen nachgewiesen werden (Camma et al. 2002; Llovet et al. 2003; Marelli et al. 2007) (☞ Abb. 7.2).

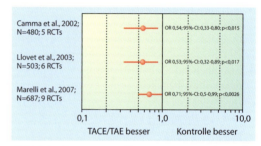

Abb. 7.2: Zusammenstellung von Metaanalysen zur Wirksamkeit der TACE beim HCC. Vergleich der 2 Jahres-Überlebensraten unter TACE/TAE im Vergleich zu best supportive care (Marelli et al. 2007; Camma et al. 2002; Llovet et al. 2003).

Die 1-, 2- und 3-Jahres Überlebensraten von 56 %, 39 % und 29 % für die in den randomisierten Studien mit einer konventionellen TACE behandelten Patienten waren vergleichbar mit den entsprechenden Überlebensraten in nicht-randomisierten Studien von 63 %, 44 % und 31 %. Unter Einbeziehung aller Studien lagen die 1-, 2-,3- und 5-Jahresüberlebensraten bei 62±20 %, 42±17 %, 30±15 % und 19±16 %. Das mittlere Überleben unter einer TACE Behandlung lag bei 18,9 Monaten. Werden nur TACE-Interventionen nach dem Jahre 2000 ausgewertet, so liegen die 1-, 2-, 3-, und 5-Jahresüberlebensraten bei 71±18 %, 48±16 %, 34±13 % und 14±10 % (Marelli et al. 2007).

Der palliative Charakter der TACE ergibt sich aus den niedrigen Tumoransprechraten. Eine partielle Response nach WHO-Kriterien konnte mittels TACE im Median bei 30 % (Range 3-62 %) der Patienten erreicht werden, während eine komplette Tumorresponse sehr selten erzielt wurde (Median 0 %, Range 0-35 %) (Marelli et al. 2007). Es ist anzumerken, dass die WHO-(Miller et al. 1981) und die RECIST-Kriterien (Therasse et al. 2000) nur die Durchmesser der Herde, nicht aber die Größe der Nekrosezone von Tumoren erfasst, so dass die

Ansprechraten möglicherweise unterschätzt werden. Die neueren EASL-Kriterien (Bruix et al. 2001) zur Abschätzung der Tumorregression berücksichtigen die Tumornekrose, sind aber noch wenig evaluiert.

Inwieweit durch eine TACE mit "*drug-eluting beads*" Ansprechraten und Überleben gegenüber einer konventionellen TACE verbessert werden kann, ist angesichts noch ausstehender randomisierter Studien nicht abschließend zu beurteilen. Erste Studien mit 27 bis 71 Patienten wiesen 1- und 2-Jahresüberlebensraten von 93-97 % und 89-91 % auf (Malagari et al. 2007; Poon et al. 2007). Eine partielle Response entsprechend den RECIST-Kriterien konnte in 44-50 % der Patienten erreicht werden, während eine komplette Response bei keinem Patient erzielt werden konnte (Poon et al. 2007; Varela et al. 2007). Bei einer Bewertung entsprechend der EASL-Kriterien, die die Tumornekrosen mitevaluieren, wurden partielle Remissionsraten in 72 % der Patienten und komplette Remissionsraten in 16 % der Patienten berichtet (Malagari et al. 2007).

7.6. Komplikationen

Ein Post-Chemoembolisationssyndrom mit Oberbauchbeschwerden oder Fieber tritt bei 50-80 % der Patienten auf und wird meist von einem Anstieg der Transaminasen begleitet. In der Regel ist das Post-Chemoembolisationssyndrom selbstlimitierend und bedarf keiner Antibiotikagabe. Ursächlich wird das Post-Chemoembolisationssyndrom auf die Tumornekrose, aber auch auf die Schädigung des nicht-tumorbetroffenen Lebergewebes zurückgeführt. Die periinterventionelle Mortalität (innerhalb von 30 Tagen) der TACE liegt bei durchschnittlich 2,4 % (Range 0-9,5 %) (Marelli et al. 2007). Zu den häufigsten Todesursachen zählen akutes Leberversagen und Nierenversagen, gastrointestinale Blutungen und Septikämien. Nichtletale Nebenwirkungen finden sich in einer höheren Anzahl, wiederum angeführt von Leber- und Nierenkomplikationen (☞ Abb. 7.3) (Chan et al. 2002; Chung et al. 1996). Zu den Risikofaktoren für eine Verschlechterung der Leberfunktion im Sinne einer hepatischen Dekompensation oder eines akuten Leberversagens zählen ein Child-Pugh B/C-Stadium, eine Pfortaderthrombose, eine hohe Cisplatin-Dosis, die Gabe von mehr als 20 ml Lipiodol, hohes Bilirubin und ein

niedriger Quickwert. Leberabszesse nach TACE finden sich bei 1,2-1,8 % der Fälle und sind mit einer hohen Mortalität verbunden. Daher sollte bei Patienten mit obstruktivem Ikterus oder biliodigestiven Anastomosen eine TACE vermieden werden. Bei der Gabe von Doxorubicin sind zusätzlich kardiotoxische Nebenwirkungen zu beachten.

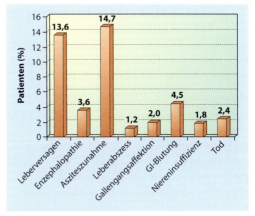

Abb. 7.3: Komplikationen nach TACE (modifiziert nach Marelli et al. 2007).

7.7. Offene Fragen

Obwohl die TACE ein etabliertes Verfahren zur Therapie des HCC darstellt, sind insbesondere technische Aspekte der TACE nicht abschließend geklärt.

■ Wirkung von Lipiodol

Es ist ungesichert, ob Lipiodol aufgrund der Instabilität des Öl-in Wasser-Gemisches wirklich zur Wirkungsverstärkung und verzögerten Freisetzung von Chemotherapeutika führt. Die pharmakokinetischen Messgrößen für eine transarterielle Doxorubicinapplikation werden durch die zusätzliche Gabe von Lipiodol nicht beeinflusst (Johnson et al. 1991), zudem wurden in einer weiteren Untersuchung nach TACE ähnliche systemische Wirkspiegel für Doxorubicin gemessen wie nach intravenöser Gabe (Dodds et al. 1996). Dem stehen Untersuchungen gegenüber, die eine relativ selektive Aufnahme von Lipiodol in Lebertumorzellen (Bhattacharya et al. 1994) und ein verzögertes "washout" des Chemotherapeutikums bei Lipiodol-Gabe zeigen (Geschwind et al. 2003).

■ TAE versus TACE

Trotz der häufigeren Anwendung der TACE im Vergleich zur TAE ist die Datenlage nicht eindeutig zugunsten der TACE. In einer Metaanalyse von 3 randomisierten Studien mit 215 Patienten zeigte sich ein Benefit für die TACE aber nicht für die TAE gegenüber best supportive care (Llovet et al. 2003). Im direkten Vergleich zwischen TACE und TAE (Metaanalyse von 3 randomisierten, kontrollierten Studien) (Marelli et al. 2007) ergab sich jedoch kein Unterschied. Angesichts fehlender größerer Studien erscheint es zum jetzigen Zeitpunkt jedoch nicht gerechtfertigt, Patienten das Chemotherapeutikum vorzuenthalten.

■ Wahl des Chemotherapeutikums

Das am häufigsten verwendete chemotherapeutische Agens ist Epirubicin/Doxorubicin (48 %), gefolgt von Cisplatin (31 %), Mitoxantrone (8 %) und Mitomycin (8 %) (Marelli et al. 2007). Bislang haben randomisierte Studien keine Überlegenheit eines spezifischen Chemotherapeutikums oder einer Kombination von Chemotherapeutika gezeigt.

■ Dosis des Chemotherapeutikums

In bisherigen Studien wurden sowohl fixe Dosierungen als auch Körperoberflächen- und Körpergewichts-adaptierte Dosierungen des Chemotherapeutikums verwendet. Die in Studien verwendete mediane Dosis pro Sitzung betrug für Doxorubicin/Epirubicin 50 mg und für Cisplatin 92 mg (Marelli et al. 2007).

■ Wahl des embolisierenden Agens

Ebensowenig wie bei der Wahl des Chemotherapeutikums ist die Wahl des embolisierenden Agens standardisiert. In den meisten Studien wurden Gelatinepartikel verwendet. Es wurden aber auch Metallcoils, Blutgerinnsel, Trisacryl-Mikrospheren, drug-eluting beads (z.B. DC-beads™) und Polyvinylalkhol-Partikel (PVA) verwendet (☞ Tab. 7.3). Der Vorteil der PVA-Partikel liegt in der permanenten Gefäßokklusion.

■ Wiederholung der TACE

Obwohl Evidenz besteht, dass wiederholte TACE-Sitzungen im Vergleich zu einer einzigen TACE die Tumoransprechraten steigern (Jaeger et al. 1996; Lin et al. 1988), kann derzeit nicht beantwortet werden, ob dies mit einer Lebensverlängerung einhergeht. Nicht klar zu beantworten ist weiterhin die Frage nach dem optimalen Zeitintervall zwischen aufeinanderfolgenden TACE-Sitzungen. Vor dem Hintergrund toxisch-vaskulitischer Schädigungen und einer möglichen Leberatrophie nach wiederholten transarteriellen Chemoembolisationen, erscheint eine TACE in Abhängigkeit vom Ansprechen auf die vorausgegangene Therapie ("*on demand*") sinnvoller als TACE-Wiederholungen in starren Intervallen.

7.8. Zukünftige Entwicklungen

Eine Erweiterung der Indikation zur TACE wird derzeit im Sinne eines "bridging" vor Lebertransplantation und im Sinne einer Kombination mit lokal ablativen Verfahren (PEI/RFTA) geprüft. Inwieweit eine Therapieintensivierung durch die gleichzeitige Gabe neuer antiproliferativer und antiangiogenetischer Substanzen wie Sorafenib, Bevacizumab oder Sunitinib, die Ergebnisse der TACE verbessern kann, ist Gegenstand klinischer Prüfungen.

8. Selektive Interne Radiotherapie (SIRT) zur lokal ablativen Behandlung des HCC

8.1. Einleitung

Das HCC weist im Vergleich zu anderen malignen Tumoren Besonderheiten in der Gefäßversorgung und Tumorbiologie auf. Diese Besonderheiten sind eine wesentliche Voraussetzung für die Option, diesen Tumor, wenn eine chirurgische Resektion oder Lebertransplantation nicht in Frage kommt, effektiv lokal-therapeutisch zu behandeln. Dabei nehmen die transarteriell durchgeführten Verfahren und unter ihnen die Chemoembolisation den wichtigsten Platz ein. Zunehmend an Bedeutung gewinnt aber auch die selektive interne Radiotherapie (SIRT), die ebenfalls transarteriell durchgeführt wird. Dabei werden verschiedene Radionuklide, gebunden an kleinste Glas- oder Kunstharz-Kügelchen (Mikrosphären), über die Gefäße in den Tumor eingebracht.

Neben dem Radionuklid Yttrium-90, welches aufgrund seiner physikalischen Eigenschaften sehr geeignet ist, kam und kommt vor allem Jod-131 und in letzter Zeit auch Rhenium-188 für die SIRT verwendet. Während die beiden zuletzt erwähnten Radiopharmaka bisher nur in vereinzelten Studien zur Anwendung kamen, werden Y-90-dotierte Mikrosphären (im Folgenden Y-90-Mikrosphären genannt) breiter eingesetzt, sind kommerziell erhältlich und sollen deshalb in diesem Kapitel vorrangig beschrieben werden.

Während die Bedeutung der perkutanen (*external beam*) Strahlentherapie bei der Symptomkontrolle von extrahepatischen Metastasen des HCC unstrittig ist, und bei der palliativen Behandlung vor allem von Knochenmetastasen die therapeutische Option der Wahl darstellt (Kaizu et al. 1998; Seong et al. 2005), ist sie zur Therapie des intrahepatischen Primärtumors limitiert und kommt in Europa nur in Einzelfällen ergänzend zu anderen Therapieverfahren zur Anwendung. Sie findet deshalb in diesem Kapitel keine weitere Erwähnung.

8.2. SIRT mit Yttrium-90-Mikrosphären

8.2.1. Überblick und Historie

Obwohl die SIRT mit Y-90-Mikrosphären (*Syn.* Radioembolisation) erst in den letzten 5-7 Jahren eine zunehmende klinische Anwendung bei Patienten mit primären und sekundären Lebertumoren erfährt, stellt sie die älteste beschriebene Methode einer transarteriellen Applikation eines Radiopharmakons dar. Y-90 ist ein reiner β-Strahler mit einer Energie von 2,24 MeV. Die Halbwertszeit beträgt ca. 64 h. Im Gewebe hat die von Y-90 emittierte Strahlung eine mittlere Reichweite von 2,5-3,5 mm. Bereits in den 60er Jahren erfolgte der erste Bericht über den Einsatz der Methode, wobei Y-90 damals an Metallpartikel von 50-100 µm Größe gebunden und intraarteriell Patienten mit chirurgisch inkurablen Lebertumoren injiziert wurde (Nolan et al. 1969).

Die eigentlichen Voraussetzungen für die Dosiseskalations- (Phase I-) Studien am Menschen wurden jedoch unter Verwendung von Glas-Mikrosphären Ende der 80er Jahre am Hundemodell erarbeitet (Wollner et al. 1987; Wollner et al. 1988). Die Autoren konnten vor allem zeigen, dass bis zu Organdosen von 150 Gy für die Leber keine wesentliche Frühtoxizität zu beobachten war, obwohl damit die aus der konformalen perkutanen Bestrahlung bekannten Grenzdosen für die Leber erheblich überschritten wurden. Eine bei anderen Mikrosphärenpräparationen beobachtete Myelotoxizität war mit den Glas-Mikrosphären, in die Y-90 eingearbeitet war und nicht in die systemische Zirkulation freigesetzt wurde, nicht zu beobachten. Noch höhere Leberdosen zwischen 150 und 300 Gy führten zwar zu einer signifikanten Frühtoxizität, waren jedoch mit dem Leben vereinbar. 1992 berichteten Shepherd et al. (Shepherd et al. 1992) dann über den erstmaligen Einsatz der Methode bei Patienten mit nicht-resektablem HCC. Mehrere nachfolgende Studien in den frühen 90er Jahren, allesamt mit kleinen Patientenzahlen, bestätigten die vielversprechenden Ergebnisse dieser Pilotstudie, trugen ganz wesentlich zur Definition des Toxizitätsprofils der Therapie mit Y-90-Mikrosphären bei und erarbeiteten Möglichkeiten, wie dieses minimiert werden kann.

Trotz recht umfangreicher Literatur gewinnt die SIRT mit Y-90-Mikrosphären durch zahlreiche technologische Verbesserungen sowohl bei der Produktion der Mikrosphären als auch bei der prä-interventionellen Bildgebung erst seit kurzer Zeit bei der Therapie primärer wie auch sekundärer Tumoren relevant an Bedeutung.

8.2.2. Produkte

Derzeit sind für die Therapie mit Y-90-Mikrosphären zwei Produkte kommerziell erhältlich, die Unterschiede in ihrer Beschaffenheit aufweisen. Die Details sind in Tab. 8.1 dargestellt. Bei Therasphere® handelt es sich um nicht abbaubare Glas-Mikrosphären, in die Yttrium-89 eingearbeitet ist, welches nach der Herstellung der Sphären durch Neutronenbeschuss in einem Reaktor zu radioaktivem Yttrium-90 umgewandelt wird. Demgegenüber handelt es sich bei SIR-Spheres® um Kunstharzpartikel, an die das Radionuklid nach der Herstellung oberflächlich gebunden wird. Insgesamt weist Therasphere® eine wesentlich höhere Aktivität pro Partikel als SIR-Spheres® (☞ Tab. 8.1). Dies führt dazu, dass zur Behandlung eines Tumors definierter Größe mit SIR-Spheres wesentlich mehr Partikel notwendig sind als mit Therasphere. Bedingt durch die Menge der Partikel und den etwas größeren Durchmesser der SIR-Spheres® kommt es während der Therapie in der Regel zu einer Embolisation des Tumors und seiner zuführenden Gefäße.

Im Falle des Vorliegens einer Pfortaderthrombose (PVT) oder der Thrombose eines intrahepatischen Pfortaderastes wird die arterielle Durchblutung des normalen Lebergewebes kompensatorisch gesteigert. In dieser Situation ist eine Verlegung der arteriellen Durchblutung problematisch, da dann beide ein bestimmtes Areal der Leber versorgende Gefäße verschlossen sind, und das betroffene Gewebeareal nekrotisch werden kann. Wegen der genannten Gründe und des embolisierenden Effekts ist die Anwendung von SIR-Spheres® bei PVT kontraindiziert.

	Y-90-Glas-Mikrosphären (Therasphere®, MDS Nordion)	Y-90-Kunstharz (Resin)-Mikrosphären (SIR-Spheres®, Sirtex)
Anzahl der Mikrosphären pro Dosis	3, 5, 7, 10, 15 und 20 GBq entspr. 1,2; 2; 2,8; 4; 6; 8 x 10^6 Partikeln	(~50 x 10^6 Partikel)
Größe der Partikel	20-30 µm	20-60 µm
Spezifische Aktivität (Bq pro Mikrosphäre)	2500	50
Zulassung in Europa als Medizinprodukt	ja	ja
Embolisierender Effekt	nein	ja, daher kontraindiziert bei Pfortaderthrombose
Angiographische Kontrolle während der Applikation erforderlich	nein	ja
Applizierte Aktivität	abhängig vom Zielvolumen des behandelten Gefäßterritoriums	abhängig von Körperoberfläche und Tumorgröße

Tab. 8.1: Unterschiede der beiden Y-90-Mikrosphären enthaltenden kommerziellen Produkte.

8.2.3. Indikationen für die SIRT mit Y-90-Mikrosphären bei Patients mit HCC im Rahmen eines multimodalen Therapiekonzeptes

Die Behandlung des HCC erfolgt heute in Abhängigkeit vom Tumorstadium interdisziplinär und ist multimodal. Bei ca. 70-80 % der betroffenen Patienten wird das HCC in einem so fortgeschrittenen Stadium diagnostiziert, dass ein primär kurativer chirurgischer Therapieansatz (Resektion oder Lebertransplantation) unmöglich ist. Besondere Problemkollektive sind diejenigen Patienten mit sehr großen Tumorherden in der Leber, einem disseminierten Befall (>4-5 bilateralen Knoten) oder diffusem Wachstum des Tumors in der Leber, sowie Patienten, bei denen eine makrovaskuläre Gefäßinvasion (vor allem in Form einer Pfortaderthrombose) vorliegt. Da bei diesen Patienten mit intrahepatisch sehr fortgeschrittenen Tumoren auch eine selektive lokal-ablative Tumorbehandlung durch Chemoembolisation oder Radiofrequenzthermoablation häufig technisch unmöglich ist, war bisher eine systemische Therapie die einzige Option für diese Patienten. Durch die Möglichkeit der "limitiert selektiven" Applikation (s.u.) stellt die SIRT mit Y-90-Mikrosphären in dieser Situation eine additive oder alternative Therapiemöglichkeit dar.

8.2.4. Voraussetzungen für die SIRT mit Y-90-Mikrosphären und präinterventionelle diagnostische Maßnahmen

Die Therapie mit Y-90-Mikrosphären basiert ganz wesentlich auf der pathophysiologischen Tatsache, dass das HCC ein in der Regel sehr stark arteriell hypervaskularisierter Tumor ist, dessen arterielle Gewebedurchblutung im Vergleich zur Leber gesteigert ist. Da die arteriell injizierten Mikrosphären proportional zur Perfusion deponiert werden, resultiert dadurch im stark durchbluteten Tumor eine höhere Anreicherung als in der Leber und damit eine höhere Strahlendosis (☞ Abb. 8.1). Neben dem Nachweis der Hypervaskularisierung sind die wesentlichen Voraussetzungen für eine Therapie mit Y-90-Mikrosphären:

- Verifizierte Tumordiagnose
- Adäquate Leberfunktion
- Fehlende extrahepatische Metastasen
- Arterielle Hypervaskularisierung des Tumors
- Kein oder korrigierbarer viszeraler Shunt
- Shunt-bedingte Lungendosis unter 30 Gy
- Keine sonstigen gefäßanatomischen Kontraindikationen
- Fehlende Pfortaderthrombose (nur SIR-Spheres)
- Maximal 6-7 CTP Punkte (☞ Kap. 9.)

- Bilirubin ≥ 2 mg/dl
- Nicht kontrollierter Aszites oder hepatische Enzephalopathie

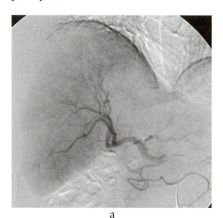

a

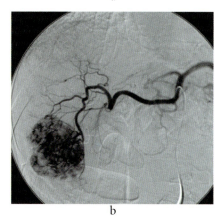

b

Abb. 8.1: Unterschiedlich vaskularisierte hepatozelluläre Karzinome. (a) Diffuse Kontrastmittelaufnahme des rechten Leberlappens in der Angiographie bei nicht hypervaskularisiertem HCC. Eine Injektion von Y-90-Mikrosphären-Therapie über die A. hepatica dextra würde zu einer homogenen Verteilung der Partikel im rechten Leberlappen führen. Aufgrund der der fehlenden Bestrahlung des Tumors ist die SIRT in dieser Situation kontraindiziert. (b) Zum Vergleich ein stark hypervaskularisiertes HCC als Voraussetzung zur Indikationsstellung.

8.2.4.1. Radiologische Schnittbildgebung mittels CT und MRT

Der radiologischen Bildgebung mit Computertomographie (CT) und/oder Magnetresonanztomographie (MRT) kommt für die Indikationsstellung sowie die Planung der SIRT eine entscheidende Bedeutung zu. Die Schnittbildgebung wird verwendet zur/zum:

- Beurteilung der intrahepatischen Tumorausdehnung
- Ausschluss extrahepatischer Filialisierung
- Ausschluss möglicher Kontraindikationen
- Volumetrie des Zielvolumens bzw. der Tumorlast

Beurteilung der intrahepatischen Tumorausdehnung

Analog zur nativen und kontrastmittelverstärkten Sonographie ist es mit den o.g. Schnittbildverfahren möglich, die Tumorausdehnung in der Leber zu beurteilen. Im Gegensatz zur KM-Sonographie kann mit der CT oder MRT die gesamte Leber in den verschiedenen Phasen (d.h. auch in der arteriellen Phase) erfasst werden, weswegen die Verfahren, wie bereits bemerkt, für das Staging unerlässlich sind. Abb. 8.3 zeigt das typische Erscheinungsbild eines HCC in der arteriellen Phase des CT und der entsprechenden Angiographie. Die arterielle Kontrastmittelphase allein ist jedoch nicht ausreichend, da für die Volumetrie der Leber eine venöse Phase erforderlich ist (s.u.). Im Gegensatz zur CT und MRT kommt der PET unter Verwendung von [18F]-2-Fluoro-2-desoxy-D-glucose (FDG) bei der Diagnostik des HCC nur eine untergeordnete Bedeutung zu, da ca. 50 % der HCCs keinen vermehrten Glucosemetabolismus aufweisen und so FDG-PET-negativ sind (Ho et al. 2007).

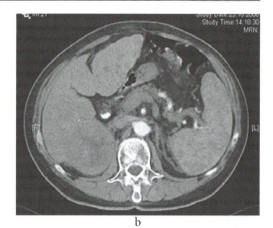

b

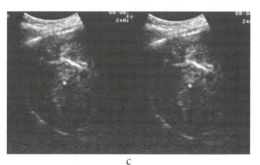

c

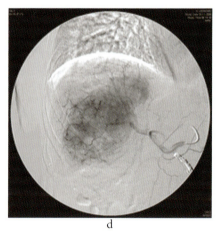

d

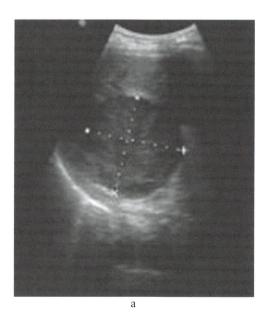

a

Abb. 8.2: 3-Phasen CT, kontrastmittelverstärkter Ultraschall und Angiographie der A. hepatica im Vergleich. (a) Nativsonogramm eines fortgeschrittenen HCC in einer Leberzirrhose. (b) Während die arterielle Phase des korrespondierenden CTs einen nur gering arteriell vaskularisierten Tumor suggeriert, zeigt sich (c) im kontrastmittelverstärkten Ultraschall, bei dem die Anschwemmung des KM in Echtzeit beobachtet und dokumentiert werden kann, eine deutliche arterielle Hypervaskularisierung des Tumors, der sich in der (d) Angiographie der A. hepatica bestätigt.

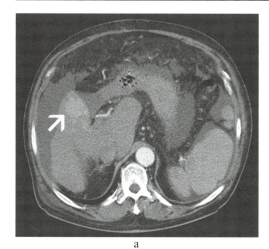

a

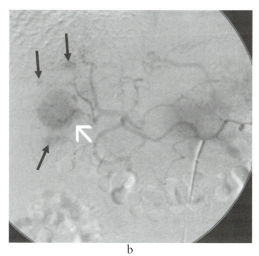

b

Abb. 8.3: Hypervaskularisiertes HCC auf dem Boden einer äthyltoxischen Leberzirrhose. (a) Die CT zeigt eine hypervaskularisierte Tumormanifestation im Segment 5 (weißer Pfeil). Die korrespondierende Angiographie (b) kann diese Tumormanifestation in der spätarteriellen Kontrastmittelphase bestätigen (weißer Pfeil). Bemerkenswert ist, dass sich in der Angiographie der Verdacht auf das Vorliegen mehrerer kleiner Satellitenherde ergeben (schwarze Pfeile), die in diesem Fall, wie häufig, mit keinem der anderen bildgebenden Verfahren nachweisbar waren.

■ Ausschluss extrahepatischer Filialisierung und anderer Kontraindikationen

Für den Ausschluss einer extrahepatischen Tumorausdehnung ist eine Schnittbildgebung des Abdomens zwingend erforderlich. Aufgrund der geringen Sensitivität des Röntgenthorax bei kleinen Lungenfiliae ist zusätzlich eine CT des Thorax

unverzichtbar. Eine ausgeprägte extrahepatische Filialisierung stellt eine relative Kontraindikation für die SIRT mit Y-90-Mikrosphären dar, da durch die SIRT nur die intrahepatischen Herde behandelt werden. Bei minimaler bzw. fraglicher extrahepatischer Filialisierung (z.B. 1-2 Metastasenverdächtige Lungenrundherde >1 cm oder detektierbare Lymphknoten im Leberhilus bis 2 cm Größe) kann die Durchführung der Therapie jedoch erwogen werden, da hier die Tumorausdehnung in der Leber vermutlich lebenslimitierend ist.

■ Volumetrie des Zielvolumens

Die SIRT mit Y-90-Mikrosphären wird bislang überwiegend bei Patienten mit fortgeschrittenem intrahepatischen Tumorwachstum angewendet. Dabei erfolgt die Therapie entweder lobär, d.h. für den gesamten rechten oder linken Leberlappen. Dazu werden die Mikrosphären unselektiv über den arteriellen Hauptast des jeweiligen Leberlappens injiziert. Müssen beide Leberlappen behandelt werden, erfolgt dies meist in zwei Sitzungen in einem Zeitintervall von 4-6 Wochen Abstand. Alternativ kann auch eine einzeitige Therapie der gesamten Leber erwogen werden (Kennedy et al. 2007). Die Dosimetrie erfolgt bei beiden derzeit auf dem Markt verfügbaren Produkten anhand einer Volumetrie der Leber bzw. des Tumors, basierend auf der präinterventionellen Schnittbildgebung (Details ☞ Kap. 8.2.4.2.):

▶ Therasphere®

Die Dosimetrie erfolgt unter Bezug auf das sogenannte Zielvolumen. Dieses entspricht dem Leberanteil, das von dem zu injizierenden arteriellen Gefäß versorgt wird. Zum Beispiel entspricht das Zielvolumen bei einer Behandlung über die A. hepatica dextra (unter Voraussetzung einer normalen Anatomie) dem rechten Leberlappen. Neben der Quantifizierung des Zielvolumens mittels CT-Volumetrie erfolgt zusätzlich eine Abschätzung der Tumorlast im Zielvolumen, da eine Tumorlast von > 70 % der gesamten Leber einen Risikofaktor für mögliche Komplikationen darstellt. Die Therasphere®-Dosimetrie erfolgt anhand des in der CT/MRT berechneten Zielvolumens.

▶ SIR-Spheres®

Die Dosimetrie bei Verwendung von SIR-Spheres® soll auf der Basis der Körperoberfläche und der Tumorlast erfolgen (REBOC). Für die Quantifizierung der Tumorlast müssen sowohl das Tumorvolumen als auch das Lebergesamtvolumen bestimmt werden

■ Vorbereitende Angiographie

Vor der eigentlichen Therapie mit Y-90-Mikrosphären ist eine angiographische Diagnostik erforderlich. Die vorbereitende Angiographie ermöglicht

- den Nachweis anatomischer Normvarianten
- den Ausschluss vaskulär bedingter Kontraindikationen
- die Embolisation gastrointestinaler Kollateralen
- die intraarterielle Gabe von Technetium-99-markierten Albuminpartikel (MAA) zur Quantifizierung der Lungenshuntfraktion und zur Detektion eines gastrointestinalen Shunts der Mikrosphären

■ Anatomische Normvarianten

Nur ca. 50 % aller Menschen haben eine sog. Normalanatomie mit Versorgung der Leber über je eine aus der A. hepatica propria entspringende A. hepatica dextra et sinistra. Nach Couinaud versorgt die A. hepatica dextra dabei die Lebersegmente 5-8 sowie das Segment 1, die A. hepatica sinistra versorgt die Segmente 2 und 3 (lateraler linker Leberlappen) sowie das Segment 4 (medialer linker Leberlappen). Bei 50 % aller Patienten finden sich jedoch anatomische Normvarianten mit akzessorischen Gefäßen, die bei der Therapie mit Y-90-Mikrosphären meist zusätzliche Injektionen erfordern.

Eine häufige Normvariante ist beispielsweise eine Zweigefäßversorgung des rechten Leberlappens, bei der der anteriore Anteil (Segmente 5 und 8) von einer A. hepatica dextra aus der A. hepatica propria, der posteriore Anteil (Segmente 6 und 7) von einer A. hepatica dextra accessoria aus der A. mesenterica superior versorgt werden. Soll eine Therapie des rechten Leberlappens erfolgen, bedarf es bei dieser gefäßanatomischen Situation zweier separater Injektionen, die jedoch meist in einer Therapiesitzung durchgeführt werden. Die prätherapeutische Angiographie hat also zunächst die Aufgabe, mögliche arterielle Normvarianten aufzudecken und die exakten Positionen des Applikationskatheters während der Therapiesitzungen festzulegen, damit alle tumorbefallenen Areale auch tatsächlich mit Mikrosphären belegt werden.

■ Vaskuläre Kontraindikationen

Es gibt jedoch auch Veränderungen des arteriellen Blutflusses, die eine Kontraindikation gegen die Injektion von Y-90-Mikrosphären darstellen. So kann ein nur schwacher antegrader arterieller Blutfluß in die Leber eine Kontraindikation darstellen, da es dann unter der Injektion zu einem Rückstrom der Partikel entlang des Katheters mit der Möglichkeit einer extrahepatischen Verschleppung kommen kann. Der angiographischen Beurteilung der Flussdynamik kommt daher eine große Bedeutung zu. Arterioportalvenöse Fisteln können eine weitere Kontraindikation darstellen. Bei starker Ausprägung können diese meist tumorassoziierten Fisteln zu einer portalvenösen Verschleppung der Mikrosphären führen, d.h. die Partikel werden portalvenös in der Leber gestreut und gelangen nicht in den Tumor. Ist es möglich, die Fistel angiographisch mittels Coilembolisation zu verschließen, kann nachfolgend die Therapie durchgeführt werden. Ist ein Fistelverschluss nicht möglich, ist die Mikrosphäreninjektion kontraindiziert (☞ Abb. 8.4).

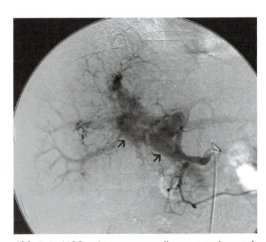

Abb. 8.4: HCC mit tumorassoziierter arterioportalvenöser Fistel. Injektion des Kontrastmittels über einen in der A. hepatica communis positionierten Katheter. Ausgeprägte tumorassoziierte arterioportalvenöse Fistel mit unmittelbarer Kontrastierung der Pfortader (Pfeile). Eine Coilembolisation der (multiplen) arterioportalvenösen Shunts war nicht möglich. Eine Injektion von Y-90-Mikrosphären ist kontraindiziert, da die Partikel portalvenös verschleppt würden.

■ Embolisation gastrointestinaler Kollateralen

Die Verschleppung von Partikeln in ein extrahepatisches Stromgebiet mit Induktion einer Strahlennekrose stellt eine schwerwiegende Komplikation der Therapie mit Y-90-Mikrosphären dar. Um diese Komplikation zu vermeiden, müssen prätherapeutisch alle vom arteriellen Gefäßnetz der Leber ausgehenden, aber extrahepatische Gewebe versorgenden Kollateralen durch Coilembolisation verschlossen werden. Abhängig von der Katheterposition trifft dies vor allem für die A. gastrica dextra sowie die A. gastroduodenalis zu (☞ Abb. 8.5). Hierfür wird über den im Truncus coeliacus oder der A. hepatica communis positionierten Makrokatheter koaxial ein Mikrokatheter in das zu verschließende Gefäß vorgeschoben. Nachfolgend wird das Gefäß durch Abwurf von Platincoils verschlossen. Das Risiko einer durch die Coilembolisation bedingten Durchblutungsstörung der angeschlossenen Organe ist aufgrund der ausgeprägten Kollateralisierung des gastrointestinalen arteriellen Gefäßnetzes extrem gering.

Neben den o.g. obligat vorhandenen gastrointestinalen Kollateralen des arteriellen Stromgebietes der Leber gibt es eine Vielzahl fakultativer, von Ästen der A. hepatica ausgehender und nach gastrointestinal ziehender (i.d.R. kleinen) Gefäße. Diese Gefäße müssen im Rahmen der prätherapeutischen Angiographie identifiziert werden und in gleicher Sitzung ebenfalls durch Coils verschlossen werden (☞ Abb. 8.6).

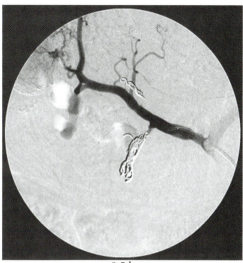

8.5 b

Abb. 8.5: Vorbereitung einer Therapie mit Y-90-Mikrosphären bei HCC auf dem Boden einer äthyltoxischen Leberzirrhose. Angiographie mit dem Makrokatheter in der A. hepatica communis. (A) Hypervaskularisierte Tumormanifestation in der Leber sowie Darstellung der A. gastrica dextra (*) und der A. gastroduodenalis (Pfeil). (B) Coilembolisation beider Gefäße zur Vermeidung einer extrahepatischen Deposition von [90Y]Mikrosphären.

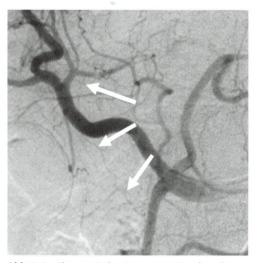

Abb. 8.6: Akzessorische A. pancreatica dorsalis aus einem Ast der A. hepatica dextra (Pfeile). Vor Therapie mit Y-90-Mikrosphären des rechten Leberlappens muss dieses Gefäß interventionell verschlossen werden, um eine extrahepatische Verschleppung der Mikrosphären zu verhindern.

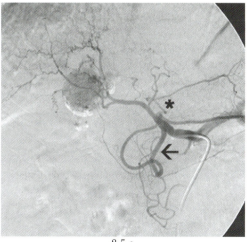

8.5 a

■ Shunt-Diagnostik mit der Tc-99m-MAA Szintigraphie (MAA-Scan)

Nach Coilembolisation der aus dem arteriellen Versorgungsgebiet der Leber hervorgehenden gastrointestinalen Gefäße wird der Mikrokatheter in der A. hepatica propria (bei geplanter Therapie der gesamten Leber) oder selektiv in der A. hepatica dextra oder sinistra (bei geplanter Therapie nur eines Leberlappens) positioniert, und es werden 150 MBq Technetium-99-markierte Albuminpartikel als Surrogat für Y-90-Mikrosphären, über den Mikrokatheter injiziert. MAA ist mit einer Partikelgröße zwischen 10 und 90 µm der Partikelgröße von Therasphere® (20-30 µm) und SIR-Spheres® (20-60 µm) sehr ähnlich (Hung et al. 2000). Szintigraphische Aufnahmen (planar und als SPECT oder SPECT/CT) geben dann Aufschluss über die zu erwartende Verteilung der Y-90-Mikrosphären unter Therapie. Albuminpartikel werden in-vivo langsam abgebaut und das Markierungsnuklid als Tc-99m-Pertechnetat freigesetzt, das sich in der Schilddrüse anreichert und sowohl in den Speicheldrüsen als auch über die Belegzellen im Magen sezerniert wird. Zur Vermeidung falsch-positiver Befunde im Magen-Darm-Trakt muss daher die Szintigraphie möglichst umgehend nach der Injektion erfolgen. Zusätzlich muss der Transport des Tc-99m-Pertechnetat in Schilddrüse, Speicheldrüsen und Magen kompetitiv durch Perchloratgabe vor Beginn der Angiographie reduziert werden. Die Lungenshuntfraktion lässt sich in Region-of-Interest-Technik quantifizieren (☞ Abb. 8.7). Zusätzlich können mögliche extrahepatische Anreicherungen, die auf ein bislang nicht verschlossenes gastrointestinales Gefäß hinweisen, nachgewiesen und mittels SPECT/CT exakt lokalisiert werden (☞ Abb. 8.8). Liegt eine solche extrahepatische abdominelle MAA-Anreicherung i.S. eines gastrointestinalen Shunts der Mikrosphären vor, muss die präinterventionelle Angiographie wiederholt werden, um das verantwortliche Kollateralgefäß zu identifizieren und zu verschließen. Kann auch in einer wiederholten Angiographie kein zugehöriges Gefäß identifiziert oder verschlossen werden und bestätigt sich die extrahepatische Anreicherung nach einem erneuten MAA-Scan, liegt ein nicht-korrigierbarer gastrointestinaler Shunt vor, der eine Kontraindikation für eine SIRT mit Y-90-Mikrosphären darstellt.

8.2.4.2. Dosimetrie und Berechnung der Therapieaktivität für Yttrium-90-Mikrosphären

Das grundlegende Ziel der Dosimetrie für die SIRT hepatischer Malignome mit Y-90-Mikrosphären (Syn. Radioembolisation) ist die Optimierung der Dosis im Tumor bei gleichzeitiger Einhaltung der Dosis-Restriktionen für die Risikogewebe. Hierbei handelt es sich um die nicht tumorbefallenen Anteile der Leber, die Lunge und die abdominellen Organe im Versorgungsgebiet der Leberarterie, in die appliziert werden soll. Nach Korrektur eines ggf. vorhandenen gastrointestinalen Shunts durch Gefäßverschluss ist die weitere Verteilung der Mikrosphären im Versorgungsgebiet des Applikationsgefäßes und in davon abgehenden Shuntgefäßen proportional zur Gewebedurchblutung. Da diese nicht weiter therapeutisch beeinflussbar ist, besteht auch kein Einfluss auf die relative Dosisverteilung. Nur durch die Selektion von Patienten, deren Tumor eine ausreichende Hypervaskularisierung, und damit eine gegenüber dem tumorfreien Lebergewebe gesteigerte Perfusion aufweist, resultiert im Tumor eine höhere Strahlendosis als in der Leber (Perfusion in hepatozellulären Karzinomen im Mittel um $4,8 \pm 3,2$ und in Metastasen colorectaler Karzinome im Mittel um $4,3 \pm 1,2$ gegenüber dem normalen Lebergewebe gesteigert) (Ho et al. 1997). Neben der Auswahl geeigneter Patienten besteht das Wesen der Dosimetrie daher in der Abwägung, ob bei Einsatz der maximal tolerablen Aktivität die Aussicht auf eine ausreichende Wirkung im Tumor zu erzielen ist. Neben den physikalischen Grundlagen der Dosisberechnung ist dafür das Verständnis der Dosis/Wirkungsbeziehung und der Dosisgrenzwerte für Tumor und Risikoorgane sowie von prognostischen Risikofaktoren durch die Grunderkrankung und durch vorausgegangene Therapien oder Comorbiditäten erforderlich.

■ Toleranzdosen für die Therapie mit Y-90-Mikrosphären

Bei der Betrachtung der Toleranzdosen für normale Gewebe und Tumorgewebe besteht ein grundsätzlicher Unterschied zwischen der perkutanen Strahlentherapie, die mit einer hohen Dosisleistung einhergeht (Größenordnung 10-100 Gy/h) und der Radionuklidtherapie mit niedriger Dosisleistung (Größenordnung 0,1 Gy/h). Die biologi-

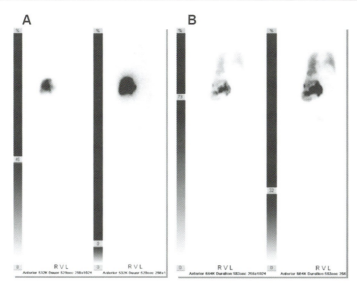

Abb. 8.7: Ganzkörperszintigraphie von ventral nach Injektion von Tc-99m-MAA-Injektion bei zwei Patienten mit hepatozellulärem Karzinom. Jeweils links normale und rechts übersteuerte Aufnahme des Patienten nach Tc-99m-MAA-Injektion in die A. hepatica dextra. (A) Bei diesem Patienten ist die Tumordurchblutung gegenüber der Leber deutlich gesteigert, dort ist eine hohe Dosis im Tumor zu erwarten. Es lassen sich keine extrahepatischen Anreicherungen in Lunge oder Abdominalraum erkennen, d.h. eine Strahlentoxizität in der Lunge oder eine Gefährdung intraabdomineller Organe ist nicht gegeben. (B) Aufnahmen eines Patienten mit HCC, ebenfalls nach Injektion in die A. hepatica dextra. Wiederum gegenüber der Leber kräftig gesteigerte Tumordurchblutung. Im Gegensatz zum Patienten links jedoch ausgeprägte Anreicherung in der Lunge. Der Lungenshunt beträgt 38 %.

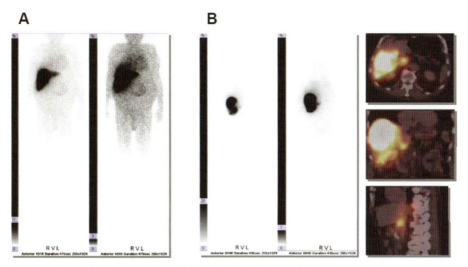

Abb. 8.8: Ganzkörperszintigraphie von ventral bei zwei Patienten mit HCC. Jeweils links normale und rechts übersteuerte Aufnahme eines Patienten nach Tc-99m-MAA-Injektion in die A. hepatica propria. (A) Der Patient zeigt eine deutliche Anreicherung im Darm, die eine Kontraindikation für die Therapie darstellt sowie eine geringe Lungenanreicherung. (B) Dieser Patient wies eine kleine rechts paramedian gelegene fokale Mehranreicherung im Oberbauch auf. Die SPECT/CT-Aufnahme belegte zweifelsfrei, dass diese Anreicherung intrahepatisch lag und einem kleinen hypervaskularisierten Tumorherd im Lobus caudatus zuzuordnen war und damit keine Kontraindikation gegen eine Therapie mit Y-90-Mikrosphären bestand.

sche Wirksamkeit einer gegebenen Dosis in Gray ist bei niedriger Dosisleistung geringer, das Ausmaß der Verminderung hängt jedoch von den strahlenbiologischen Eigenschaften der bestrahlten Gewebe ab und ist typischerweise in Normalgeweben ausgeprägter als bei vielen Tumoren. Dadurch kann bei gleicher Wirkung im Tumor die Toxizität in Normalgeweben bei niedriger Dosisleistung geringer sein als bei hoher Dosisleistung (Murtha 2000). Berücksichtigt man weiterhin, dass die Dosisverteilung durch die SIRT mit Yttrium-90 inhomogen ist (Campbell et al. 2001) und die Toleranz normaler Organe vom bestrahlten Volumenanteil des Gesamtorgans abhängt (Emami et al. 1991), so überrascht es nicht, dass die aus der perkutanen Strahlentherapie bekannten Toleranzdosen für Lunge und Leber, bei der Radioembolisation mit Y-90-Mikrosphären folgenlos überschritten werden können (☞ Tab. 8.2). Die genannten Zusammenhänge erlauben jedoch nicht, aus den Organtoleranzen für die perkutane Strahlentherapie valide Toleranzdosen für die SIRT mit Y-90 abzuleiten. Die Toleranzdosen für Y-90 sind empirische Werte, die unabhängig von den Organtoleranzen für die perkutane Strahlentherapie anhand klinischer Studien ermittelt wurden. In Anbetracht der im Vergleich zur perkutanen Strahlentherapie wesentlich kleineren Patientenzahlen sind sie weniger gut etabliert und werden teilweise kontrovers diskutiert.

Für die Lunge wurde ursprünglich von Ho et al. eine Toleranzdosis von 30 Gy für eine einzeitige Behandlung und kumulativ 50 Gy für alle geplanten Therapien vorgeschlagen (Ho et al. 1997) und auch als Grundlage der Therapieplanung empfohlen (Salem et al. 2006). Das Consensus Panel des "*Radioembolization Brachytherapy Oncology Consortium* (REBOC)" konnte sich nach systematischem Review der Literatur dieser Empfehlung nicht anschließen und beschränkte die kumulative Lungendosis auf 30 Gy (Kennedy et al. 2007). Das Panel empfiehlt außerdem eine Leberdosis von 100-120 Gy für Therasphere als z.Zt. besten Kompromiss zwischen Ansprechraten und radiotoxischen Spätreaktionen in der gesunden Leber und für SIR-Spheres eine Aktivität von ca. 1,5-2,0 GBq. Einzelne Studien, zeigen jedoch, dass bei fehlenden Risikofaktoren für eine einzeitige Applikation eine Dosis von 150 Gy risikoarm ist (Dawson et al. 2005; Goin et al. 2005). Bei toxischer, radiogener oder erkrankungsbedingter Vorschädigung der Leber sollen diese Grenzen reduziert werden. Da die Strahlentoleranz der Leber vom bestrahlten Volumen abhängt, ist u.U. eine Dosiseskalation möglich, wenn die Applikation der Mikrosphären bei lokalisierten Tumormanifestationen auf eine unilobäre Therapie oder sogar nur auf ein oder mehrere tumortragende Lebersegmente beschränkt wird.

Die Y-90-Dosen für gastrointestinale Organe sind in der Praxis nicht zu ermitteln, daher sind auch ihre Toleranzdosen nicht bekannt. Die Vermei-

Risikoorgan	Toleranzdosis TD 5/5 [Gy] für externe Strahlentherapie in Abhängigkeit vom bestrahlten Organanteil			Komplikation	Latenz [Wochen]	Empfehlungen für Organdosen [Gy] bei Y-90-SIRT
	1/3	2/3	3/3			
Lunge	45	35	17,5	Pneumonitis, Fibrose	4-32	<30
Leber	50	35	30	Leberversagen	2-116	100-120
Magen	60	55	50	Ulkus, Perforation		nicht bekannt
Dünndarm	50	-	40	Perforation, Obstruktion		nicht bekannt

Tab. 8.2: Toleranz von Y-90-Mikrosphären im Vergleich zur externen Strahlentherapie mit Photonen. Die Toleranzdosis (TD) 5/5 für die fraktionierte externe Strahlentherapie mit Photonen in 5 Fraktionen pro Woche mit 180-200 cGy/Tag ist die Dosis, bei der bei 5 % der Bestrahlten innerhalb von 5 Jahren die genannten Komplikationen beobachtet werden. Die TD 5/5 nimmt in der Regel mit zunehmendem Anteil des bestrahlten Organsystems ab, hier angegeben für 1/3, 2/3 und 3/3 des Organs. Im Vergleich die Toleranzdosen für die SIRT mit Y-90-Mikrosphären.

dung gastrointestinaler Toxizität erfordert daher den gewissenhaften Verschluss afferenter, zu Darm, Magen oder Pankreas ziehender Gefäße (s.o.). In jedem Fall liegt die individuelle Planung der Therapie unter Abwägung des erwarteten Nutzens und der damit verbundenen Risiken letztlich in der Verantwortung des Therapeuten.

■ Berechnung der Therapieaktivität für Yttrium-90-Glas-Mikrosphären (Therasphere®)

Das Planungs-Targetvolumen (PTV) ist der zu behandelnde tumortragende Leberanteil, der bei Injektion vom in der vorbereitenden Angiographie festgelegten Injektionsort perfundiert wird. Wie bereits dargestellt, ist das PTV bei Patienten mit intrahepatisch fortgeschrittenem HCC typischerweise der rechte oder linke Leberlappen. Die mittlere Zielvolumendosis, D_{PTV}, für die Injektion einer Y-90-Aktivität, A_{Y-90}, im PTV mit Masse m_{PTV} ist gegeben durch (Ho et al. 1996)

$$D_{PTV}[Gy] = 50\left[\frac{Gy \times kg}{GBq}\right] \times \frac{A_{Y-90}[GBq]}{m_{PTV}[kg]}$$

Die Lungendosis, D_{Lunge}, für den gemessenen Lungenshuntanteil und die gerade ermittelte erforderliche Therapieaktivität A_{Y-90} ergibt sich dann als

$$D_{Lunge} = 50 \times \frac{A_{Y-90} \times Shunt_{Lunge}}{m_{Lunge}}$$

Für die Masse der Lunge, m_{Lunge}, wird ein Standardwert von 1 kg angenommen. Unter Berücksichtigung eines Lungenshunts, $Shunt_{Lunge}$, berechnet sich die für die Therapie erforderliche Y-90-Aktivität, A_{Y-90}, in MBq, die für eine mittlere Zieldosis, D_{PTV}, in Gy appliziert werden muss als

$$A_{Y-90} = \frac{D_{PTV} \times m_{PTV}}{50 \times (1 - Shunt_{Lunge})}$$

Therasphere® wird in fertig konfektionierten Applikationsgefäßen mit Aktivitäten von 3, 5, 7, 10, 15 und 20 MBq geliefert, die direkt in das Applikationssystem eingesetzt und in toto unter manometrischer Kontrolle des Injektionsdrucks appliziert werden. Ein Gefäß mit z.B. 3 GBq enthält in 0,3 ml ca. $1,2 \times 10^6$ Glas-Mikrosphären mit einer spezifischen Aktivität von 2500 Bq pro Partikel zum Zeitpunkt der Kalibration. Die exakte gewünschte Therapieaktivität wird eingestellt durch den radioaktiven Zerfall des Y-90 bis zur Injektion. Durch

diese Vorgehensweise wird das Risiko von Kontaminationen bei der Bereitstellung der Therapieaktivität und die Strahlenexposition für das Personal minimiert, die Terminierung der Therapie ist allerdings an die Zeitpunkte gebunden, an denen die gelieferte Ausgangsaktivität auf die verordnete Therapieaktivität abgefallen ist.

■ Berechnung der Therapieaktivität für Y-90-Kunstharz-Mikrosphären (SIR-Spheres®)

Die Bestimmung der Therapieaktivität für SIR-Spheres basiert nicht auf expliziten Dosisberechnungen. Eine früher geläufige empirische Dosimetrie nur auf der Basis des Tumoranteils an der Leber soll nach den Empfehlungen des REBOC Consensus Panel nicht mehr angewandt werden; statt dessen wird eine körperoberflächenbasierte Dosimetrie empfohlen (Salem et al. 2006; Kennedy et al. 2007). Die zu applizierende Aktivität in GBq ist dann

$$A_{Y-90} = (KOF - 0,2) + m_{Tumor} / m_{Leber}$$

die Körperoberfläche ist

$$KOF[m^2] = 0,20247 \times$$
$$Körpergröße[m^2]^{0,725} \times Körpergewicht[kg]^{0,425}$$

Übersteigt der Lungenshunt 10 %, wird die Therapieaktivität in Abhängigkeit vom Ausmaß des Shunts reduziert, d.h. bei $0,10 \leq Shunt_{Lunge} < 0,15$ auf $0,8 \times A_{Y-90}$ und bei $0,15 \leq Shunt_{Lunge} < 0,20$ auf $0,6 \times A_{Y-90}$. Bei größerem Shunt, also $Shunt_{Lunge} > 0,20$, kann nicht mehr therapiert werden (Salem et al. 2006; Kennedy et al. 2007).

SIR-Spheres® werden mit einer Aktivität von 3 GBq in 5 ml zum Kalibrationszeitpunkt geliefert. Das 3 GBq Gefäß enthält $40-80 \times 10^6$ (im Mittel 50×10^6) Kunstharz-Mikrosphären mit einer spezifischen Aktivität von 50 Bq pro Partikel zum Zeitpunkt der Kalibration. Die einzusetzende Therapieaktivität wird durch Aliquotierung und Kalibration beim Anwender eingestellt. Dadurch bestehen ein höheres Kontaminationsrisiko und eine höhere Strahlenexposition für das Personal, andererseits ist im Vergleich zu Therasphere® die Flexibilität bei der Terminierung der Therapie größer. Durch die große Partikelzahl kann es zu einer embolischen Verlegung der therapierten Strombahn und dadurch zum Reflux von Partikeln in nicht zum Therapiegebiet gehörige Strukturen kommen. Die Applikation der SIR-Spheres® muss deswegen schrittweise mit Unterbrechungen zur an-

giographischen Überprüfung der Durchblutungs-
verhältnisse erfolgen. Bei sich abzeichnendem Reflux muss die Applikation abgebrochen werden,
auch wenn die geplante Aktivität noch nicht erreicht ist.

8.2.5. Ablauf der Therapie mit Y-90-Mikrosphären

Im Rahmen der Therapiesitzung wird angiographisch über einen Makrokatheter das arterielle hepatische Gefäßnetz erneut dargestellt. Hier ist auf
Änderungen der Anatomie sowie der Flussverhält-
nisse im Vergleich zur vorbereitenden Angiographie zu achten. So kann es in seltenen Fällen durch
die Coilembolisation der A. gastroduodenalis zur
Kollateralisierung über vormals nicht sichtbare,
dann im Rahmen der Kollateralisierung jedoch im
Durchmesser zunehmende, kleine gastrointestinale Gefäße aus dem hepatischen Gefäßsystem kommen (☞ Abb. 8.9). Um eine gastrointestinale Verschleppung der Partikel zu vermeiden, ist in dieser
Situation eine erneute Coilembolisation dieser Gefäße unmittelbar vor der Injektion der Y-90-
Mikrosphären notwendig. Bei nicht mehr detek-
tierbarem gastrointestinalem Abfluss des KM
(nach oder ohne erneute Embolisation) wird wie
bei der vorbereitenden Angiographie ein Mikrokatheter koaxial über den Makrokatheter in die vormals definierte Therapieposition (meist in der A.
hepatica dextra oder sinistra) eingebracht. Mit
Kontrastmittel-Applikation jetzt über den Mikrokatheter wird die korrekte Position der Katheter-
spitze nochmals verifiziert. Danach erfolgt die Injektion der Y-90-Mikrosphären über einen speziellen Injektor, an dem der während der Injektion
aufgebaute Injektionsdruck jederzeit ablesbar ist
(☞ Abb. 8.10). Dies kann unter intermittierender
Durchleuchtung erfolgen, um eine Dislokation des
Mikrokatheters unter der Therapie auszuschlie-
ßen. Bei der Applikation von SIR-Spheres muss
zusätzlich intermittierend KM-gegeben werden,
um eine Embolisation der zuführenden arteriellen
Gefäße rechtzeitig erkennen und auf einen möglichen Reflux der Mikrosphären reagieren zu können. Nach Injektion der Y-90-Mikrosphären wird
der Patient gemäß den deutschen Strahlenschutz-
richtlinien für zwei Tage auf der nuklearmedizini-
schen Therapiestation überwacht, während die
Therapie in anderen Ländern (z.B. USA) für eine
ambulante Therapie zugelassen ist.

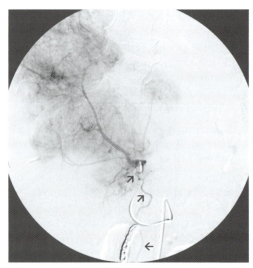

Abb. 8.9: Eröffnung kleiner gastrointestinaler Kollateralen nach stattgehabter Coilembolisation. Nach
Coilembolisation kommt es zu einer Kollateralisierung
nach gastrointestinal über einen Ast aus der A. hepatica sinistra medialis (Pfeile). Die Therapie mit Y-90-
Mikrosphären kann erst nach Coilembolisation auch
dieses akzessorischen Gefäßes erfolgen. Ist eine Son-
dierung und somit der Verschluss dieses Gefäßes nicht
möglich, kann alternativ der Mikrokatheter distal dieses Gefäßabganges in der A. hepatica sinistra medialis
positioniert werden.

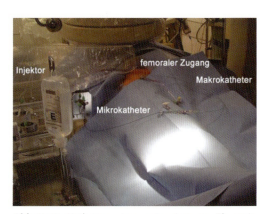

Abb. 8.10: Kathetersystem präpariert zur Therapie
mit Y-90-Mikrosphären über einen rechts-femoralen
arteriellen Zugang. Der Makrokatheter wurde über die
Schleuse in der rechten Leiste bis in den Truncus coeliacus eingebracht. Koaxial wurde ein Mikrokatheter
durch den Makrokatheter bis in die Therapieposition
vorgeschoben und außen mit dem Schlauchsystem
des druckgesteuerten Injektors verbunden.

8.2.6. Strahlenschutzmaßnahmen vor und während der SIRT mit Yttrium-90-Mikrosphären

Y-90-Mikrosphären sind auf Grund ihres Wirkungsprinzips nach dem Medizinproduktegesetz zugelassen, gelten wegen ihrer Größe nach deutschem Recht aber als offene radioaktive Stoffe. Die Indikationsstellung und Anwendung muss unter der Verantwortung eines Nuklearmediziners erfolgen. Die Applikation erfolgt grundsätzlich innerhalb eines Kontrollbereichs nach Strahlenschutzverordnung durch einen fachkundigen Arzt und unter Mitwirkung eines Medizinphysikexperten. Der Umgang mit Yttrium-90 erfordert besondere Umsicht beim Strahlenschutz. Im Vergleich zu dem reinen Gamma-Strahler Technetium-99m liegt z.B. die Dosisleistung für die Haut durch eine nicht abgeschirmte Y-90-Quelle in 30 cm Abstand um den Faktor 450 höher. Auf eine ausreichende Abschirmung muss daher geachtet und jedes Kontaminationsrisiko minimiert werden. Die Personendosimetrie erfordert zusätzlich zu den amtlichen Filmplaketten und jederzeit ablesbaren Dosimetern spezielle β-sensitive Fingerringdosimeter. Da Mikrosphären oft nur schwer aus Bodenunebenheiten zu entfernen sind, kann die Dekontaminierung des Angiographie-Raumes problematisch sein und bei Kontamination eine längerfristige Sperrung erfordern. Redundante Kontaminationsbarrieren in Form mehrerer Abdeckungen sind daher dringend zu empfehlen. Alle potentiell radioaktiven Abfälle müssen in ausreichender Abschirmung gesammelt und gesetzeskonform entsorgt werden. Die erwartete Strahlenexposition für Einzelpersonen in der Bevölkerung durch behandelte Patienten liegt unter der erlaubten Grenze von 1 mSv/Jahr, wenn eine Kontamination ausgeschlossen ist. In Anbetracht der hohen Anforderungen an den Strahlenschutz und der Invasivität ist die Therapie z.Zt. nur stationär durchführbar und Zentren mit umfassenden Erfahrungen in der Radionuklidtherapie vorbehalten.

8.2.7. Ergebnisse der SIRT mit Y-90-Mikrosphären beim HCC

Es ist vorab zu bemerken, dass die Studien zum Einsatz von Therasphere® oder SIR-Spheres® beim HCC (und auch bei sekundären Lebertumoren) bisher ausschließlich nicht-randomisierte Studien sind. Ein prospektiver Vergleich gegen "*best supportive care*", eine systemische Therapie oder gegen die Chemoembolisation mit dem Endpunkt Gesamtüberleben liegt nicht vor. Stattdessen gibt es eine große Anzahl offener Phase 2-Studien, von denen die meisten, auch wenn die untersuchten Patientenkohorten bezüglich des Tumorstadiums teils sehr heterogen sind, einen eindeutig positiven Effekt auf Überleben und Lebensqualität nahe legen. Außerdem wurden die potentiellen Toxizitäten der Therapie mittlerweile, bei entsprechender Vorbereitung des Patienten, auf ein zu vernachlässigendes Maß reduziert.

Im Rahmen der meisten Studien über die Anwendung der SIRT bei Patienten mit HCC wurden Y-90-**Glas**-Mikrosphären verwendet (Therasphere®). Die einzigen Untersuchungen mit SIR-Spheres® beim HCC sind älteren Datums und kommen aus dem asiatischen Raum (Lau et al. 1998). Eine erste neuere Studie, die mit verfeinerten statistischen Methoden Überleben, Toxizität und Parameter des Ansprechens erarbeitete berichtete noch über einen relativ hohen Prozentsatz von Nebenwirkungen mit 31 Ereignissen bei der Behandlung von 22 Patienten (Dancey et al. 2000). Dazu gehörten transiente Leberwerterhöhungen ebenso wie gastrointestinale Ulzerationen. Das mediane Überleben in dieser Studie betrug 44 Wochen (7-180 Wochen). Eine multivariate Analyse der Prognosefaktoren ergab, dass eine Dosis von >104 Gy, ein Tumor im Okuda Stadium I und, im Hinblick auf die Verteilung der Mikrosphären, eine Tumor-zu-Leber Ratio von >2 signifikant mit einem verbesserten Überleben korrelierten.

Der gleichen Arbeitsgruppe gelang es in den folgenden Jahren diejenigen Parameter zu identifizieren, die mit einer erhöhten Toxizitätswahrscheinlichkeit bei der Behandlung mit Y-90-Mikrosphären einhergehen, somit als relative Kontraindikationen (☞ Tab. 8.3) gelten und unter anderem als Empfehlungen in der Packungsbeilage der Glas-Mikrosphären ihren Eingang gefunden haben (Goin et al. 2005; Goin et al. 2005). Wesentlichen Einfluss auf das Auftreten insbesondere hepatischer Nebenwirkungen hatte der präinterventionelle Bilirubinwert und die verabreichte Dosis, insbesondere wenn diese 150 Gy überstieg. Demgegenüber konnten die gastrointestinalen Nebenwirkungen nach einer Perfektionierung der vorbereitenden Angiographie mit Modifikationen des zu injizierenden Gefäßbettes (s.o.) immer weiter minimiert werden (Salem et al. 2002; Lewandowski et al. 2007). Die mediane Überlebenszeit wird in verschiedenen größeren Studien für Okuda I Patienten mit 628-649 Tagen und Okuda II Patienten mit 302-324 Tagen angegeben, und ist damit gegenüber der historischen Kontrolle (Okuda et al. 1985) mit 244 und 64 Tagen deutlich besser.

Absolute Kontraindikationen
• Nicht korrigierbarer gastrointestinaler Shunt
• Lungendosis >30 Gy
• Kontraindikationen gegen Angiographie der Leberarterie (z.B. hämorrhagische Diathese, Gefäßanomalien)
• Schwere Leber- oder Lungenfunkionsstörung
Relative Kontraindikationen
• Pfortaderthrombose (nur (SIR-Spheres®)
• Bilirubin >2 mg/dl
• Infiltratives Tumorwachstum
• Tumorvolumen >70 % des Zielvolumens
• Transaminasen >5 ULN
• Extrahepatische Metastasen
• Z.n. Papillotomie der Papilla vateri und/oder biliäre Stenteinlage

Tab. 8.3: Kontraindikationen einer Therapie mit Y-90-Mikrosphären.

Eine wichtige Ergänzung im Hinblick auf das Indikationsprofil war der Einsatz der Y-90-Glas-Mikrosphären (Therasphere®) Injektion bei Patienten mit Pfortaderthrombose (PVT), da für diese Patienten bis dahin keinerlei sinnvolle lokalablative Therapieoption existierte (Geschwind et al. 2004). In einer gerade veröffentlichten bizentrischen Phase-II Studie mit 108 Patienten konnte das vorteilhafte Toxizitätsprofil für Patienten mit PVT bestätigt werden, die immerhin bei 34 % der behandelten Patienten mit fortgeschrittenem HCC vorlag (Kubicka et al. 2000) (Kubicka et al. 2000).

8.3. SIRT des HCC mit anderen Radionukliden

8.3.1. Jod-131-Lipiodol

Die Injektion von Jod-131 in die A. hepatica zur Behandlung des hepatozellulären Karzinoms wurde erstmals 1988 durch die französische Arbeitsgruppe um J. Raoul beschrieben, die bis heute alle maßgeblichen Untersuchungen zu dieser Therapie durchgeführt hat (Bretagne et al. 1988; Raoul et al. 1988). Bei dieser Form der SIRT wird das ölige Kontrastmittel Lipiodol® (Ethylester der iodierten Fettsäuren aus Mohnöl), welches auch die Basis für die konventionelle Chemoembolisation darstellt, mit dem Radioisotop Jod-131 markiert (β-Strahlung: 364 keV, γ-Strahlung: 364 keV, Halbwertszeit 8 Tage). Die Substanz ist unter dem Namen Lipiocis® (Cisbio International, Bagnols, Frankreich) kommerziell erhältlich.

Im Hinblick auf die Effektivität der SIRT mit Jod-131-Lipiodol in der palliativen Therapie des HCC existieren mehrere Phase-II Studien mit überwiegend sehr kleinen Patientenzahlen, die über eine akzeptable Toxizität und eine der Chemoembolisation zumindest vergleichbare Effektivität berichten. Diese Ergebnisse führten dann zu der einzigen größeren randomisierten Studie mit 129 Patienten, in der die Effektivität der SIRT mit Jod-131-Lipiodol gegen die damalige Standardtherapie in der palliativen Situation beim HCC, der Chemoembolisation verglichen wurde (Raoul et al. 1997). Im Hinblick auf das Überleben war kein signifikanter Unterschied in den beiden Behandlungsarmen zu verzeichnen.

Im Gegensatz zu den Ergebnissen in der palliativen Behandlung des HCC scheint der adjuvante Einsatz von Jod-131-Lipiodol nach Resektion eines HCC unter kurativer Zielsetzung im Hinblick auf Rekurrenz und Überleben einen Vorteil zu haben. Im Rahmen einer französischen Fall-Kontroll-Studie (Raoul et al. 2003) konnte gezeigt werden, dass bei 38 Patienten mit oder ohne Leberzirrhose und einem resektablen HCC eine singuläre Injektion mit 60 mCi (2400 MBq) Jod-131-Lipiodol 8-12 Wochen nach Resektion zu einer signifikanten Verlängerung des Überlebens führen kann.

Die Tatsache, dass eine eindeutige Verbesserung des Überlebens in der palliativen Situation bis heute nicht gezeigt werden konnte, verhinderte zusammen mit potentiell fatalen Komplikationen durch eine strahleninduzierte Pneumonitis (Boucher et al. 2007) bisher eine breitere Anwendung dieser Form der SIRT. Deren Risiko für die Lunge kann anders als bei der SIRT mit Y-90-Mikrosphären vor der Injektion mit Jod-131-Lipiodol nicht zuverlässig abgeschätzt werden. Die γ-Strahlung von Jod-131 führt im Vergleich zu reinen β-Strahlern zu einer höheren Strahlenexposition des medizinischen Personals und der Umwelt. In Deutschland ist daher für die Therapie die Aufnahme auf eine nuklearmedizinische Therapiestation für mindestens 2 Tage gesetzlich vorgeschrieben (Richtlinie Strahlenschutz in der Medizin vom 22.4.2002).

8.3.2. Rhenium-188-Lipiodol

Ein weiteres Radiopharmakon, welches zunehmende Verwendung bei der Behandlung des HCC mittels SIRT findet, ist Rhenium-188(Rh-188)-Lipiodol. Die Substanz hat den Vorteil, dass sie nicht kommerziell bestellt werden muss, sondern unter Verwendung eines entsprechenden Generators und anschließender Konjugation an HDD (4-hexadecyl 1-2,9,9 tetramethyl-4,7-diaza-1,10-decanethiol) und Vermischung mit Lipiodol vor Ort relativ einfach hergestellt werden kann. Rhenium-188 ist ein Radionuklid mit einer sehr kurzen physikalischen Halbwertszeit von 16.9 h und emittiert überwiegend β- Strahlung (mittlere Energie 795 keV), zu ca. 15 % auch γ-Strahlung (max. Energie 155 keV). Hieraus ergibt sich der Vorteil, dass sowohl eine hochenergetische Teilchenstrahlung in den Tumor eingebracht werden kann, gleichzeitig aber auch die tatsächliche Verteilung des Radiopharmakons im gesamten Körper nach der Therapie mittels Gamma-Kamera gemessen werden kann.

Vorläufige Machbarkeitsstudien bei Patienten mit HCC wurden in Belgien (Lambert et al. 2005) und mehreren asiatischen Ländern durchgeführt und zeigten ein vertretbares, anderen transarteriellen Therapieverfahren vergleichbares Toxizitätsprofil sowie vielversprechende Ansprechraten. In einer 2007 berichteten, von der Internationalen Atomenergie Behörde IAEA geförderten Multicenter-Phase II Studie wurden 185 Patienten aus acht verschiedenen asiatischen und südamerikanischen Staaten eingeschlossen (Bernal et al. 2007). Bezüglich des radiologischen Ansprechens war bei 3 Pa-

tienten eine komplette Remission und bei 22 % ein partielles Ansprechen (RECIST-Kriterien) nach SIRT mit Rh-188-Lipiodol zu verzeichnen. Die 1-Jahres und 2-Jahres Überlebensrate lag bei 46 und 23 %. Eine Limitation der Studie war die große Heterogenität der Patienten über die einzelnen teilnehmenden Länder. Die beobachteten Therapieassoziierten Toxizitäten waren bei den verwendeten Dosen überwiegend mild, es kam allerdings bei 3 Patienten zur Entwicklung einer schweren Strahlen-induzierten Pneumonitis.

Zusammenfassend handelt es sich bei der SIRT mit Rh-188-Lipiodol um eine vielversprechende Methode, die im Vergleich zu anderen Methoden mit einem relativ preiswerten selbst-herstellbarem Radiopharmakon arbeitet, vorausgesetzt ein entsprechender Generator zur Produktion ist verfügbar. Der Anteil an niedrig energetischer gamma-Strahlung bietet gegenüber Y-90-Mikrosphären den Vorteil einer individuellen Dosimetrie durch Detektion der Verteilung in anderen kritisch strahlensensiblen Körperorganen. Nachteil ist die im Vergleich mit anderen Methoden relativ hohe Strahlenexposition der Untersucher bzw. Hersteller.

 Schlussfolgerungen für die Praxis

Die Behandlung insbesondere des lokal fortgeschrittenen HCC mit selektiver interner Radiotherapie insbesondere unter Verwendung von Y-90-Mikrosphären stellt heute ein alternative Therapieoption im Rahmen eines multimodalen Therapiekonzeptes dar. Vorteilhaft sind teils sehr gute lokale Tumoransprechraten bereits nach einmaliger Therapie, die eine häufige Wiederholung der therapeutischen Sitzungen (wie z.B. bei der Chemoembolisation) überflüssig machen. Die verfügbaren Daten suggerieren eine signifikante Verlängerung des Überlebens und deshalb wird die Methode in Zukunft im Rahmen von randomisierten Studien ihre Gleichwertigkeit oder Überlegenheit gegenüber den etablierten lokoregionären Therapien, bzw. bei fortgeschrittenen HCC gegenüber der systemischen Therapie mit Sorafenib zeigen müssen.

9. Systemische Therapien des hepatozellulären Karzinoms

Die systemische Therapie des HCC stellt eine besondere Herausforderung an den behandelnden Arzt dar. Dies liegt an zwei wesentlichen Punkten, auf die im folgenden genauer eingegangen werden soll:

- Das HCC entsteht in 90 % aller Fälle auf dem Boden einer Leberzirrhose. Aufgrund der Leberzirrhose ist die Leberfunktion häufig bereits per se vermindert und die Verträglichkeit einer Chemotherapie eingeschränkt.

- Das HCC ist ein Chemotherapie-resistenter Tumor.

9.1. Leberzirrhose

Die Leberzirrhose stellt das Endstadium einer chronischen Lebererkrankung dar. Sie ist charakterisiert durch einen fibrotischen Umbau mit den entsprechenden typischen histologischen Zeichen und einem nodulären Umbau (☞ Kap. 4.).

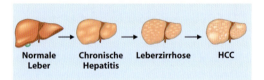

Abb. 9.1: Entstehung eines HCC in der zirrhotischen Leber (☞ Kap. 4.).

Klinische Folgen der Leberzirrhose sind einerseits eine Einschränkung der Lebersyntheseleistung sowie andererseits eine Abnahme der Stoffwechselfunktion. Als Folge der eingeschränkten Lebersyntheseleistung kommt es unter anderem zu einer Abnahme der Produktion der Vitamin K abhängigen Gerinnungsfaktoren II, VII, IX und X, was sich diagnostisch in einer Abnahme des Quick bzw. des INR-Wertes widerspiegelt. Andererseits kann es aber auch zu einer Abnahme der Albuminsynthese führen, was dann wiederum die Entstehung von Aszites unterstützt.

Klinische Zeichen der eingeschränkten Stoffwechselfunktion sind unter anderem das Auftreten der hepatischen Enzephalopathie, welche Folge einer Hyperammonämie sein kann. Das klinische Bild der leichten hepatischen Enzephalopathie ist durch Müdigkeit und Konzentrationsstörungen gekennzeichnet. In schweren Fällen kann es aber auch zur Bewusstlosigkeit, dem Coma hepaticum, kommen.

Der Child-Pugh-Score hilft, die Prognose für einen Patienten mit Leberzirrhose vorherzusagen und gilt als Maß der Leberfunktion. Der Child-Pugh-Score berechnet sich aus den Parametern Aszites, Enzephalopathie, Serum-Bilirubin, INR und Albumin im Serum. Das 1-Jahres-Überleben von Patienten im Child-Pugh-Stadium 1 beträgt 84 % im Gegensatz zu 42 % für Patienten im Child-Pugh C Stadium.

Parameter	Punkte		
	1	2	3
Aszites	keiner	wenig	moderat
Enzephalopathie	keine	Grad I + II*	Grad III-IV**
Serum-Bilirubin mg/dl (mmol)	< 2 (36)	2-3 (36-54)	> 3 (54)
INR	< 1,7	1,7-2,2	> 2,2
Albumin im Serum (g/dl)	> 3,5	2,8-3,5	< 2,8

Tab. 9.1: Child-Pugh-Klassifikation der Leberzirrhose. Auswertung: 6 Punkte = Stadium A; 7-9 Punkte = Stadium B; 10-15 Punkte = Stadium C.
* Konzentrationsschwäche (I) und Schläfrigkeit (II).
** erweckbarer schlafender Zustand (III) bzw. Coma hepaticum (IV).

Child-Stadium	nach 1 Jahr	nach 5 Jahren	nach 10 Jahren
A	84 %	44 %	27 %
B	62 %	20 %	10 %
C	42 %	21 %	0 %

Tab. 9.2: Überleben bei chronischer Lebererkrankung (ohne Karzinom!).

9.2. Chemotherapieresistenz

Das HCC ist ein sehr chemotherapieresistenter Tumor. Verschiedene molekulare Mechanismen führen zur Therapieresistenz. Dazu gehört unter anderem eine Überexpression des Glykoprotein P Proteins, ein Produkt des Multi-Drug-Resistenzgens (MDR). Ein anderer Grund für die eingeschränkte Wirkung von konventionellen Chemotherapeutika beim HCC ist die Apoptose-Resistenz des HCC. Schließlich wird die Effektivität einer konventionellen Chemotherapie durch die eingeschränkte Stoffwechselfunktion der zirrhotischen Leber eingeschränkt. Aus diesem Grund haben bisher die klassischen Chemotherapeutika, die bei anderen gastrointestinalen Karzinomen so effektiv eingesetzt werden können, versagt (Greten et al. 2006). Darüber hinaus ist die Anzahl der bisher durchgeführten kontrollierten klinischen Studien zur systemischen Behandlung des HCC sehr klein, was die Beurteilung der Wirksamkeit der einzelnen Substanzen deutlich erschwert (Lopez et al. 2006). Erst die allerneusten Studien haben erstmals statistisch wie auch klinisch valide und relevante Daten in der systemischen Behandlung des HCC erbracht.

9.3. Systemische Monotherapie mit zytotoxischen Substanzen

Die systemische Therapie des HCC mit zytotoxischen Substanzen beim HCC hat bisher zumeist enttäuschende Ergebnisse mit Ansprechraten von weniger als 20 % gezeigt. Der Nachweis einer relevanten Verlängerung des mittleren Überlebens konnte hierbei nicht erbracht werden. Im Folgenden soll zunächst auf die in der Vergangenheit am meisten eingesetzten Substanzen eingegangen werden.

Doxorubicin aus der Gruppe der Anthrazykline gehört zu einer der am besten untersuchten zytotoxischen Substanzen zur Behandlung des HCC. In den frühen Phase II Studien zeigten sich Ansprechraten von deutlich über 25 % unter Monobehandlung mit Doxorubicin. Weitere Phase III Studien konnten dann zwar die Überlegenheit von Doxorubicin gegenüber anderen Chemotherapeutika bestätigen, es zeigte sich jedoch in keinem Fall eine Verlängerung des mittleren Überlebens unter Behandlung mit Doxorubicin. Auch in Metaanalysen unter Berücksichtigung der Ergebnisse von über 1000 Patienten fand sich bisher kein Überlebensvorteil für HCC-Patienten unter Doxorubicinmonotherapie. Auf der anderen Seite kam es in verschiedenen Studien unter Anwendung von Do-

xorubicin zu schwerwiegenden bis fatalen Nebenwirkungen und einer deutlichen Einschränkung der Lebensqualität der Patienten. Aufgrund dieser Daten kann eine systemische Therapie mit Doxorubicin nicht empfohlen werden. Ähnlich enttäuschend sehen die Ergebnisse für weitere Anthrazykline aus. Hierzu gehören unter anderem Mitoxantron, Idarubicin und Epirubicin.

Fluoropyrimidine gehören zu den am meisten eingesetzten zytotoxischen Substanzen in der Therapie gastrointestinaler Karzinome. Beim HCC konnten Ansprechraten bis zu 25 % unter einer Monotherapie mit 5-Fluorouracil erzielt werden. Weitere Studien mit oralen 5-FU Derivaten bzw. Prodrugs haben in verschiedenen Phase II Studien zu unterschiedlichen Ergebnissen geführt. Ebenso wie für die Anthrazykline konnte ein wesentlicher Benefit für Patienten mit HCC durch Fluoropyrimidinmonotherapie nicht nachgewiesen werden.

Auch für eine Serie weiterer zytotoxischer Substanzen inkl. Cisplatin, Etoposid, dem Nukleosidanalogon Gemcitabin, Taxanen und dem Thydimiliatsynthaseinhibitor Nolatrexed konnte bisher kein Überlebensvorteil für behandelte Patienten nachgewiesen werden (Malek et al. 2007).

9.4. Kombinationstherapien

Bei fehlender Wirksamkeit von Monotherapien in der Onkologie ist der nächste Schritt zumeist die Verbesserung der Wirksamkeit durch Gabe einer Kombinationstherapie. Auch für die Therapie des HCC wurde eine Vielzahl verschiedener Protokolle in meist kleinen und zum größten Teil nicht randomisierten Therapiestudien evaluiert. An dieser Stelle soll auf einige wenige Kombinationstherapieprotokolle eingegangen werden: Die Kombination aus Doxorubicin, 5-FU, Cisplatin und Interferon-α (PIAF) wurde im Rahmen einer Phase III Studie in Hongkong mit einer Doxorubicin Monotherapie verglichen. Hierbei zeigte sich für die Kombinationstherapie ein Therapieansprechen von 21 % im Vergleich zu 11 % für Doxorubicin Monotherapie. Es fand sich kein signifikanter Unterschied für das mittlere Überleben, Patienten, die mit dem PIAF Schema behandelt wurden, zeigten jedoch signifikant mehr myelotoxische Nebenwirkungen, und die Therapie-assoziierte Mortalität betrug immerhin 9 % im PIAF Arm (Yeo et al. 2005). Interessant erscheinen die Daten aus einer

Phase II Studie zur Behandlung von Patienten mit fibrolamellären HCC mit 5-FU und Interferon-α2b. In dieser Subgruppe von Patienten zeigte sich ein Therapieansprechen von 62,5 % (12,5 % CR and 50 % PR) (Patt et al. 2003). Es bleibt abzuwarten, ob diese Ergebnisse in weiteren Studien bestätigt werden können.

Aufgrund der fehlenden Erfolge mit den konventionellen zytotoxischen Substanzen wurde für das HCC eine Vielzahl alternativer systemischer Therapieverfahren untersucht. Hierzu gehören einerseits die Hormontherapien sowie anderseits immunologische Therapien. Weiterhin wurden für das HCC biochemische und antiangiogenetische Therapien untersucht. Schließlich wurden in den letzten Jahren molekulare Therapien erfolgreich eingesetzt.

9.5. Hormontherapien

Mehr als 40 % aller HCCs exprimieren Somatostatinrezeptoren, was die Rationale für erste Therapieversuche mit Somatostatin zur Behandlung des HCC darstellte. In der Tat zeigte eine erste Phase III Studie aus Griechenland unter Einschluss von 58 Patienten auch eine deutliche Verlängerung des mittleren Überlebens. Leider konnten diese initial vielversprechenden Ergebnisse jedoch durch andere Gruppen nicht bestätigt werden. Unter der Leitung der Freiburger Uniklinik konnte eine große deutsche Placebo-kontrollierte Studie zur Behandlung von Patienten mit fortgeschrittenem HCC mit langwirksamem Sandostatin LAR abgeschlossen werden (Becker et al. 2007). Jedoch zeigte auch diese Studie keinen Überlebensvorteil für Patienten unter Sandostatintherapie.

Eine weitere Hormon basierte Therapie, die zur Behandlung des HCC im Rahmen multipler kleiner unkontrollierter klinischer Studien untersucht wurde, stellte die Therapie mit Tamoxifen dar. Grundlage für diesen therapeutischen Ansatz stellt die Tatsache dar, dass Hepatozyten Östrogenrezeptoren mit hoher Affinität für Östradiol exprimieren und dass zirkulierende Geschlechtshormone in der Lage sind, die Expression verschiedener Proteine in der Leber zu steuern. Die Ergebnisse zweier Phase III Studien waren jedoch ebenso wie eine Cochrane Metaanalyse aller bisher durchgeführten Studien zur Behandlung des HCC mit Tamoxifen negativ (Gallo et al. 2006). Auch die Untersuchungen zur systemischen Therapie des HCC mit Megestrolacetat konnte bisher keine Wirksamkeit im Rahmen von kontrollierten Phase III Studien zeigen.

9.6. Biochemische Therapie mit Pravastatin

Im Rahmen einer japanischen Untersuchung wurde der zytostatische Effekt einer Therapie mit Pravastatin bei Patienten mit HCC untersucht. Im Rahmen dieser Studie wurden 89 Patienten nach transarterieller Embolisation und Therapie mit 5-FU entweder mit Pravastatin oder einem Placebo behandelt (Kawata et al. 2001). Hierbei ergab sich ein Unterschied im medianen Überleben von 18 Monaten für die Pravastatin-Gruppe versus 9 Monate für die Placebogruppe. Die Ergebnisse dieser Studien wurden jedoch noch nicht im Rahmen einer Phase III Studie verifiziert.

9.7. Thalidomid

Thalidomid ist eine für die Onkologie sehr interessante Substanz, da die Behandlung mit Thalidomid gleichzeitig verschiedene positive Effekte haben kann. Einerseits ist Thalidomid ein Immunmodulator, anderseits ein Angiogenese-Inhibitor und schließlich konnte eine Wirkung gegen die Tumorkachexie nachgewiesen werden. Mehrere kleine Phase II Studien mit Thalidomid in der Behandlung des HCC wurden durchgeführt und zeigten teilweise vielversprechende Ergebnisse. Immer wieder wird von einzelnen Kasuistiken berichtet, in denen Thalidomid seine potentielle Wirksamkeit zeigen konnte. Neben der bekannten Teratogenität, weswegen Thalidomid auch nur im Rahmen eines speziellen Überwachungsprogramms verschreibbar ist, kommt es in vielen Fällen zu ausgeprägten polyneuropathischen Beschwerden unter der Therapie mit Thalidomid. Insgesamt muss jedoch auch für Thalidomid festgehalten werden, dass valide Daten zu diesem Wirkstoff in der Behandlung des HCC aus kontrollierten Phase III Studien bisher nicht vorhanden sind.

9.8. Molekulare Therapien beim HCC

Die Identifikation wichtiger molekularer Veränderungen bei der Entstehung des HCC hat dazu geführt, dass in der Behandlung des HCC verschiedene molekulare Therapien evaluiert werden, die unter anderem den EGFR-Komplex angreifen (Erlotinib, Lapatinib und Cetuximab) (Malek et al. 2007). Erste Phase II Studien mit diesen Substanzen sind bereits abgeschlossen und haben teilweise viel versprechende Ergebnisse erbracht, welche im folgenden Kapitel ausführlich diskutiert werden. Sorafenib, ein weiterer Multi-Tyrosinkinase-Inhibitor, konnte seine Wirksamkeit in der Behandlung des HCC im Rahmen einer großen Phase III Studie nachweisen, so dass auf diese Substanz im Folgenden genauer eingegangen werden soll.

9.8.1. Wirkungsweise von Sorafenib

Sorafenib hemmt den Ras/Raf-Kinase-Signalweg. Wachstumssignale aktivieren das Proto-Onkogen Ras, das sich nach erfolgter Zellteilung in der gesunden Zelle wieder abschaltet. In maligne entarteten Zellen bleibt die Aktivierung jedoch erhalten und es resultiert ein unkontrolliertes Zellwachstum. Sorafenib wiederum hemmt die von Ras ausgehenden Signale, der Wachstumsstimulus kann nicht mehr weitergeleitet werden. Gleichzeitig inhibiert Sorafenib jedoch auch die Tyrosinkinasen des VEGF- ("*vascular endothelial growth factor*") und des PDGF-Rezeptors ("*platelet derived growth factor*"). Hierdurch kommt es zu einer antiangiogenetischen (die Blutversorgung des Tumors blockende) Wirkung. Die Hemmung der Entwicklung neuer Blutgefäße verlangsamt dann die Wachstumsrate der Krebszellen, indem es die Blutversorgung unterbricht, welche die Krebszellen zum Wachstum benötigen. Somit gehört Sorafenib zu den Multikinaseinhibitoren und hemmt das Tumorwachstum durch zwei verschiedene, von einander unabhängige molekulare Signalwege (☞ Abb. 9.2).

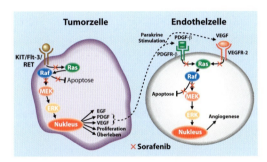

Abb. 9.2: Wirkungsweise von Sorafenib.

9.8.2. Therapie mit Sorafenib beim HCC

Sorafenib (Nexavar®) konnte seine Wirksamkeit erstmals bei der Behandlung des Nierenzellkarzinoms beweisen. Interessanterweise zeigte sich jedoch bei der klinischen Entwicklung von Sorafenib bereits in den ersten Phase I Studien, dass Sorafenib auch eine Wirksamkeit in der Behandlung des HCC haben könnte. So führte die Therapie mit Nexavar bei 1 von 6 Patienten zu einer partiellen Remission und bei weiteren 4 Patienten zu einem stable disease. Eine Phase II Studie, die an 137 Patienten mit HCC und Leberzirrhose im Stadium Child Pugh A und B durchgeführt wurde, konnte dann die ersten positiven Ergebnisse bestätigen. In dieser Studie zeigte sich bereits, dass unter Therapie mit Nexavar eine Zeit bis zum Tumorprogress von 4,4 Monaten erreicht werden kann. Interessanterweise zeigte diese Studie auch, dass diejenigen Patienten, deren Tumor deutlich pERK exprimierte, mehr von einer Therapie mit Nexavar profitierten, als diejenigen Patienten, bei denen die pERK-Expression entweder nicht oder nur wenig nachweisbar war.

Zwischen März 2005 und April 2006 wurden dann Patienten in der SHARP Studie randomisiert. An dieser Placebo-kontrollierten Phase III nahmen Studienzentren aus 23 Ländern teil. 602 Patienten mit fortgeschrittenem HCC und Leberzirrhose im Stadium Child Pugh A wurden randomisiert, knapp 1/4 der Patienten kam aus Deutschland und erhielten entweder 2 x 400 mg Nexavar täglich oder Placebo. Bereits die zweite Zwischenanalyse der Studie durch das unabhängige Datenreview Komitee zeigte einen signifikanten Überlebensvorteil für die Patienten unter Therapie mit Nexavar, so dass dieses unabhängige Komitee empfahl, die Studie abzubrechen, damit auch die Patienten aus der Placebogruppe von der lebensverlängernden Wirkung einer Behandlung mit Nexavar profitieren konnten. Knapp die Hälfte aller Patienten der SHARP Studie hatten eine chronische Hepatitis und 26 % hatten am ehesten eine Alkohol bedingte Leberzirrhose. Der Großteil der Patienten (82 %) hatten ein HCC im Stadium BCLC Stadium C und bei 70 % der Patienten waren entweder eine Beteiligung der Pfortader oder extrahepatische Metastasen vorhanden. Die endgültige Auswertung der Studie zeigte dann eine signifikante Verbesserung des Gesamtüberlebens für Patienten unter Therapie von 7,9 auf 10,7 Monate mit einer Hazard ratio von 0,69 (95 % CI. 0,55, 0,88, p=0,0058) (☞ Abb. 9.3). Auch die Zeit bis zum Tumorprogress war mit 5,5 Monaten im Vergleich zu 2,8 Monaten in der Placebogruppe signifikant verlängert. Überraschenderweise waren die objektiven Ansprechraten unter Therapie mit Nexavar sehr gering. So zeigte sich bei keinem Patienten ein komplettes Ansprechen und lediglich bei 2,3 % der Nexavar behandelten Patienten eine partielle Remission. Die Verträglichkeit der Therapie mit Sorafenib in der SHARP Studie war gut. Tab. 9.3 zeigt die häufigsten aufgetretenen Nebenwirkungen. So litten 39 aller Patienten unter Therapie mit Nexavar an Diarrhoen (11 % in der Placebogruppe), 14 % an Appetitlosigkeit (3 % in der Placebogruppe) und 21 % an Hand-Fuß-Hautreaktionen (3 % in der Placebogruppe). Der Anteil der schwerwiegenden Toxizitäten (Grad 3 und 4) lag für die Durchfälle und bei Hand-Fuß-Hautreaktionen bei 8 % in der Nexavar therapierten Gruppe. Der Anteil relevan-

ter Blutungsereignisse lag unter Therapie mit Nexavar bei unter 1 %.

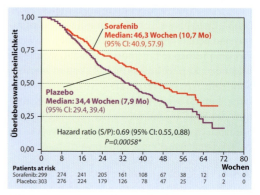

Abb. 9.3: Ergebnisse der SHARP Studie (Llovet et al. 2008. ©2008 Massachusetts Medical Society.).

Basierend auf den Ergebnissen der SHARP Studie wurde Nexavar für die systemische Therapie des HCC im November 2007 zugelassen. Es ist bisher

Nebenwirkung	Sorafenib			Placebo		
	Häufigkeit in Prozent (nach Grad)					
	alle	3	4	alle	3	4
Gesamt	80			52		
Befindlichkeit						
Müdigkeit	22	3	1	16	3	<1
Gewichtsverlust	9	2	0	1	0	0
Hautveränderungen						
Alopezie	14	0	0	2	0	0
Trockene Haut	8	0	0	4	0	0
Hand-Fuß-Hautreaktion	21	8	0	3	<1	0
Juckreiz	8	0	0	7	<1	0
Rötung / Schuppung	16	1	0	11	0	0
Gastrointestinale Reaktionen						
Appetitlosigkeit	14	<1	0	3	1	0
Durchfall	39	8	0	11	2	0
Übelkeit	11	<1	0	8	1	0
Erbrechen	5	1	0	3	1	0
Hepatobiliäre Nebenwirkungen						
Leberfunktionseinschränkung	<1	<1	0	0	0	0
Schmerzen	8	2	0	3	1	0
Blutungen	7	1	0	4	1	<1

Tab. 9.3: Nebenwirkungen unter der Therapie mit Nexavar.

das einzige Therapeutikum, für das eine Wirkung in der systemischen Therapie des HCC nachgewiesen werden konnte und stellt damit das Standardmedikament in der Behandlung des fortgeschrittenen HCC derzeit dar.

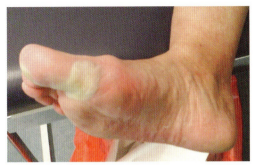

Abb. 9.4: Das typische Bild eines Hand-Fuß-Syndroms unter Therapie mit Nexavar.

Mittlerweile wurden eine Reihe von Subgruppenanalysen basierend auf den Daten der SHARP Studie durchgeführt. Hierbei zeigte sich, dass der Benefit durch Sorafenib unabhängig vom Performancestatus, extrahepatischer Ausdehnung und/oder Gefäßinvasion (Sherman et al. 2008), vorhandener Alkoholätiologie, einer bestehenden HCV Infektion, einer Erhöhung der Transaminasen oder der Vorbehandlung war (☞ Tab. 9.4).

9.9. Adjuvante Therapien

Zahlreiche kleinere Studien haben den Effekt verschiedener adjuvanter Therapien nach Resektion oder Ablation von HCC untersucht. Hier wurde insbesondere auch der Effekt einer Behandlung mit Interferonen bei Patienten mit zugrunde liegender chronischer viraler Hepatitis untersucht. Zusammenfassend muss jedoch festgestellt werden, dass kein Therapieregime hier bisher eine Wirksamkeit nachweisen konnte. Klinische Studien zur adjuvanten Therapie mit Nexavar werden mit großem Interesse erwartet und klären, welchen Stellenwert dieser Wirkstoff in der adjuvanten Therapie des HCC haben wird.

9.10. Neoadjuvante Therapien

Bisher gibt es keine überzeugenden Daten zur neoadjuvanten systemischen Therapie beim HCC. Einzelne nicht randomisierte Studien lassen einen positiven Effekt einer TACE für Patienten, die auf der Lebertransplantationsliste warten, vermuten. Im Rahmen von klinische Studien muss untersucht werden, in wieweit die Therapie mit Nexavar® hier einen positiven Effekt hat.

9.11. Therapiealgorithmus

Von der amerikanischen Lebergesellschaft (AASLD) wurden 2005 die in vielen Ländern akzeptierten Richtlinien für die Behandlung von Patienten mit HCC herausgegeben (Bruix et al. 2005). Aufgrund der Ergebnisse der SHARP Studie werden diese in den nächster Zeit überarbeitet werden. Auch in Deutschland wird eine S3-Leitlinie für die Diagnostik und Therapie des HCC derzeit erarbeitet. Abb. 9.5 zeigt einen Therapieal-

Subgruppe	TTP	OS	Ref.
HCV (n=178)	7,6 vs 2,8	14,0 vs 7,9	Bolondi, ASCO-GI 2008
C2-tox (n=79)	5,5 vs 3,9	10,3 vs 7,99	Craxi, ASCO 2008
ECOG 0 (n=325)	5,5 vs 2,9	13,3 vs 8,8	Raoul, ASCO 2008
ECOG 1-2 (n=277)	5,3 vs 2,8	8,9 vs 5,6	
ALT/AST			Greten, ASCO-GI 2008
norm. (n=292)	5,5 vs 3,3	13 vs 9	
<1,8 (n=160)	5,5 vs 2,8	11 vs 8	
1,8-3 (n=146)	5,5 vs 2,7	8 vs 5,5	
MVI or Metast. (n=421)	4,1 vs 2,7	8,9 vs 6,7	Sherman, ASCO 2008
No MVI or Metast. (n=181)	9,6 vs 4,3	14,5 vs 4,2	
Pretreatment			Galle, EASL 2008
Curative (n=158)	5,5 vs 2,7	11,9 vs 8,8	
TACE (n=176)	5,8 vs 4,0	11,9 vs 8,8	

Tab. 9.4: Subgruppenanalyse der SHARP Studie.

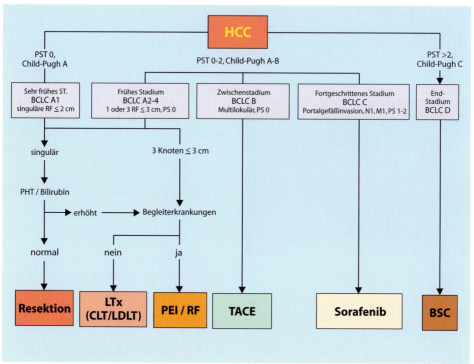

Abb. 9.5: Therapiealgorithmus.

gorithmus, der sich einerseits an den AASLD Richtlinien orientiert sowie anderseits die Ergebnisse der SHARP Studie mit berücksichtigt.

■ Informationsmaterial

▶ www.nccn.org (*National Comprehenisive Cancer Network*, USA)

▶ www.dgvs.de (Deutsche Gesellschaft für Verdauungs und Stoffwechselkrankheiten)

▶ www.aio-portale.de (Arbeitsgemeinschaft Internistische Onkologie in der Deutschen Krebsgesellschaft e.V.)

▶ www.krebshilfe.de (Deutsche Krebshilfe)

10. Molekulare und immunologische Therapien der Zukunft

10.1. Neue molekulare Therapien

10.1.1. Antiangiogenetische Substanzen

Die Mikrovaskulatur der Leber weist zwei Arten von Blutgefäßen auf: Einerseits die mit kontinuierlichem Endothel ausgekleideten aus dem portalen oder venösen System hervorgehenden Gefäße sowie die Arteriolen und andererseits die Lebersinusoide, die ein diskontinuierliches, gefenstertes Endothel aufweisen. Bei der Entstehung von Lebertumoren kommt es zu einer zunehmenden arteriellen Vaskularisation mit Verlust der Fenestrierung. Dieser Verlust der dualen Blutversorgung ist charakteristisch für das hepatozelluläre Karzinom und differenziert es von benignen Veränderungen der Leber (Pang et al. 2007). Der wichtigste Stimulator der Gefäßneubildung ist die Interaktion des *Vascular Endothelial Growth Factors* (VEGF) mit seinen Rezeptoren. Leberzellen exprimieren VEGF, während Endothelzellen sowohl den VEGF Rezeptor 1 als auch VEGF-R2 exprimieren.

Leberzellkarzinome überexprimieren VEGF, wobei einzelne Studien eine Korrelation mit dem Grad der Erkrankung zeigen konnten (Mathonnet et al. 2006). Die höchste Expression zeigten hierbei die gut differenzierten Karzinome, während die niedrig oder schlecht differenzierten deutlich geringere Mengen VEGF exprimierten. Dies mag mit der Umstellung der Blutversorgung im Verlauf der Tumorprogression zusammenhängen und Ausdruck der relativen Hypoxie des gut differenzierten Tumors sein. Allerdings nimmt die Menge zirkulierenden VEGFs mit zunehmender Entartung des Tumors ebenfalls zu und einzelne Studien konnten einen Zusammenhang zwischen der VEGF-Expression im Blut und der Prognose des Patienten herstellen. Insbesondere der Erfolg der Chemoembolisation scheint mit der Menge zirkulierender VEGFs vor der Embolisation zu korrelieren (Li et al. 2004). Neben VEGF spielen andere angiogenetische Wachstumsfaktoren eine Rolle in der Regulation der Neo-Vaskularisation des HCC.

Hierzu zählen *Fibroblast Growth Factor 2* (FGF2), Angiogenin und Angiopoetin.

Diese Beobachtungen zur Expression des VEGF legen eine Beeinflussung der Angiogenese als therapeutische Option beim HCC nahe. Das generelle Konzept der Wirksamkeit antiangiogenetischer Therapien bei malignen Tumoren kann angesichts der Zulassung verschiedener antiangiogenetischer Substanzen für die Behandlung maligner Erkrankungen als gesichert angesehen werden. Grundsätzlich lassen sich zwei therapeutische Konzepte unterscheiden: die zumeist indirekt wirkenden antiangiogenetischen Substanzen, die die Proliferation der Endothelzelle z.B. durch Inhibition des VEGF-Rezeptors unterdrücken, sowie Substanzen, die zu einer direkten Schädigung der Endothelzelle führen. In der Behandlung des HCC sind bislang primär Substanzen, die zu einer Blockade des VEGF-Systems führen, eingesetzt worden.

Bevacizumab (Avastin) ist ein rekombinanter, humanisierter Antikörper, der das VEGF-Molekül bindet und inaktiviert. Bevacizumab ist bei verschiedenen Tumorerkrankungen zugelassen und wurde bereits in mehreren Studien bei Patienten mit HCC eingesetzt. In der Monotherapie führte Bevacizumab bei etwa 10 % der behandelten Patienten zu partiellen Remissionen und bei mehr als 30 % der Patienten zu einer Stabilisierung der Erkrankung. In Kombination mit verschiedenen Chemotherapeutika führte die Bevacizumab-Therapie ebenfalls zu partiellen Remissionen und verlängerte das progressionsfreie Überleben (Zhu et al. 2006). Bemerkenswerte Ergebnisse lieferte eine kürzlich von Thomas und Mitarbeitern vorgestellte Phase II Studie, in der die Kombination von Bevacizumab mit dem gegen die Aktivierung der EGFR assoziierten Tyrosinkinase gerichteten Substanz Erlotinib untersucht wurde. In dieser Studie wurde Bevacizumab in einer Dosis von 10 mg/kg alle 14 Tage mit einer täglichen Dosis von 150 mg Erlotinib kombiniert. Von den 34 untersuchten Patienten hatte 1 Patient eine komplette Remission und 6 Patienten zeigten partielle Remissionen. Sowohl das mediane, progressionsfreie Überleben als auch das Gesamtüberleben der Patienten sind als außerordentlich ermutigend anzusehen. Selbstverständlich müssen diese Daten in unabhängigen Untersuchungen verifiziert werden (Thomas, ASCO Annual Meeting Proceedings, 2007). Insgesamt bleibt jedoch festzuhalten, dass Bevacizumab bei Patienten mit HCC bei insgesamt guter Verträglichkeit sowohl als Einzelsubstanz als auch in der Kombination zu initial vielversprechenden Resultaten geführt hat. Die Ergebnisse unterstreichen die Bedeutung der antiangiogenetischen Therapie bei Patienten mit HCC.

10.1.2. Antiangiogenetische Tyrosinkinase-Inhibitoren

Neben dem Einsatz von blockierenden Antikörpern kann die Aktivität des VEGFR auch durch kleinmolekulare Inhibitoren der Tyrosinkinase-Aktivität des Rezeptors blockiert werden. Hierzu befinden sich verschiedene Substanzen in der klinischen Testung bei Patienten mit HCC.

PTK 787/ZK22254 (Vatalanib) ist ein oraler VEGFR1, VEGFR2, VEGFR3, PDGFR-beta, Flt-3, und Kit Inhibitor mit antiangiogenetischer Aktivität als Monotherapie oder in Kombination mit Chemotherapien. In HCC Xenograftmodellen induzierte Vatalanib sowohl eine Reduktion der Gefäßbildung als auch Tumorzellapoptose. Dieser Effekt konnte durch die gleichzeitige Ligatur der A. hepatica und nachfolgende Hypoxie in einem Rattenmodell gesteigert werden (Yang et al. 2006). Möglicherweise stellt die Kombination von Vatalanib und Tumorhypoxie induzierenden Behandlungen wie die TACE eine erfolgversprechende Strategie dar. In einer Phase I Studie mit 18 Patienten konnte die maximal tolerierte Dosis des Medikamentes bei Patienten mit HCC als 750 mg pro Tag determiniert werden. In dieser initialen Studie konnten keine partiellen Remissionen festgestellt werden. Neun Patienten erreichten allerdings eine Stabilisierung der Erkrankung (Koch et al., ASCO Annual Meeting Proceedings, 2005).

AZD2171 (Cediranib) inhibiert ebenfalls die Tyrosinkinase-Aktivität aller VEGFR sowie PDGFR und c-kit. In einer bemerkenswerten Studie an Patienten mit Glioblastom führte AZD2171 zu einer Normalisierung der Tumorvaskulatur (Batchelor et al. 2007). In einer Phase II Studie an Patienten mit nicht-resektablem HCC führte die Substanz in einer Dosierung von 45 mg allerdings bei 84 % der Patienten zu einer Toxizität Grad 3, die sich primär

als Müdigkeit, Bluthochdruck und Gewichtsverlust äußerte. In einer Phase 1 Studie war diese Dosierung von den meisten Patienten gut toleriert worden (Drevs et al. 2007). Möglicherweise führt die verminderte Leberfunktion der HCC Patienten zu einer veränderten Metabolisierung, was zu einer Anpassung der Dosis führen sollte. Effektivitätsdaten liegen derzeit nicht vor.

ZD6474 (Vandetanib) ist ein oral einsetzbarer Inhibitor der VEGF-Rezeptoren mit zusätzlicher Wirksamkeit gegen EGFR/HER1 Rezeptor. In präklinischen Untersuchungen in verschiedenen Xenotransplant-Modellen (Lunge, Prostata, Brust, Eierstock, Darm u.a) zeigte ZD6474 eine signifikante Anti-Tumor-Aktivität (Wedge et al. 2002). Weiterhin zeigte ZD4674 eine deutliche antiproliferative und antimetastatische Wirkung in HCC Zellkultur-Modellen (Giannelli et al. 2006) und befindet sich derzeit in Phase II Studien bei Patienten mit hepatozellulärem Karzinom.

Ebenfalls in klinischer Testung befindet sich der VEGF Rezeptor-Inhibitor Pazopanib (GW786034B). Pazopanib inhibiert die Tyrosinkinase-Aktivität aller VEGF-Rezeptoren mit IC50 Werten zwischen 10-47 nm und zeigte in ersten Dosis-Eskalations-Studien überzeugende Wirksamkeit gegenüber Multiplem Myelom, Nierenzellkarzinomen, Neuroendokrinen Tumoren u.a. (Podar et al. 2006). Pazopanib wird derzeit ebenfalls bei Patienten mit fortgeschrittenem Leberzellkarzinom im Rahmen von Phase II Studien evaluiert.

Mehrere Phase II Studien erproben derzeit die Wirksamkeit von Sunitinib (Sutent) bei Patienten mit Leberzellkarzinomen allein oder in Kombination mit TACE. Sunitinib ist ebenfalls ein kleinmolekularer Inhibitor verschiedener Rezeptor-Tyrosinkinasen der split-kinase domain Familie. Hierzu zählen VEGFR1 und -2, PDGFR-alpha and PDGFR-beta, c-KIT und FLT3 und RET kinase. Verschiedene präklinische Untersuchungen erbrachten Hinweise für eine verbesserte Wirkung von Tyrosinkinase-Inhibitoren durch die gleichzeitige Inhibition des VEGFR auf Endothelzellen und des PDGFR auf umgebenden Perizyten. Nach Zulassung des Medikamentes für die Behandlung von Nierenzellkarzinomen und GIST Tumoren konnten bereits zwei Phase II Studien zur Wirksamkeit dieses Medikamentes bei Patienten mit

HCC veröffentlicht werden. Eine erste Phase II Studie bei Patienten mit nicht resektablem oder metastasiertem HCC, die mit einer Dosis von 37,5 mg Sunitinib/Tag über jeweils 4 Wochen behandelt wurden, zeigte eine gute Verträglichkeit der Substanz in diesem Patientenkollektiv. 9 von 19 Patienten waren nach 12 Wochen Behandlungsdauer unter Sunitinib nicht progredient, ein Patient wies eine Remission des Tumors auf. Gleichzeitig zeigte eine Mehrzahl der Patienten eine Verminderung der Tumorpermeabilität gemessen am k^{Trans} in der DCE-MRT Untersuchung (Zhu et al., ASCO Annual Meeting Proceedings, 2007). In einer zweiten Studie wurden insgesamt 37 Patienten mit nicht-resezierbarem HCC mit 50 mg Sunitinib pro Tag für 4 Wochen behandelt. Ein Patient wies eine partielle Remission auf, während bei 39 % der Patienten das Tumorwachstum vorübergehend gestoppt werden konnte. Allerdings musste bei 27 % der Patienten die Dosis reduziert werden und bei fast der Hälfte der Patienten kam es zu Grad 3 Thrombozythämien. Bei 5 Patienten kam es sogar zu höhergradigen Komplikationen, die sich in erster Linie als akute Dekompensation der zugrundeliegenden Leberzirrhose erwiesen (Faivre et al., ASCO Annual Meeting Proceedings, 2007). Weitere klinische Studien zur Wirksamkeit von Sunitinib bei Patienten mit HCC werden derzeit durchgeführt oder befinden sich in der Rekrutierungsphase.

10.1.3. Beeinflussung von Wachstumsfaktoren - EGFR

Einen der primären Angriffspunkte molekularer Therapien beim HCC stellt die Familie der Tyrosinkinase-Rezeptoren dar. Sowohl der Ras-Map-Kinase-Signaltransduktionsweg als auch die Phosphatidylinositol 3-kinase (PI3K)-Akt Kinase wird direkt durch verschiedene Wachstumsfaktoren Rezeptoren aktiviert.

Zu diesen für die Entwicklung von HCCs wichtigsten Wachstumsfaktoren gehört der *Epidermal Growth Factor Receptor* (EGFR), der *Fibroblast Growth Factor Receptor* (FGFR), der *Hepatocyte Growth Factor Receptor* (HGFR), der *Stem Cell Growth Factor Receptor* (c-kit), der *Platelet Growth Factor Receptor* (PDGFR) sowie der *Vascular Endothelial Growth Factor Receptor* (VEGFR). Aktivierung dieser Rezeptoren beinhaltet die Aktivierung des Grb2/shc/SOS Komplexes und die nachfolgende Aktivierung des Ras-Raf-ERK1/2 MAPK Signalweges, welche ultimativ in der Aktivierung von Genexpressionsprogrammen, die für die Zellproliferation notwendig sind, münden. Eine Vielzahl bereits in klinischer Anwendung befindlicher oder derzeit in präklinischen oder klinischen Untersuchungen entwickelter Substanzen blockieren diesen Weg auf unterschiedlichen Ebenen.

Der blockierende EGFR-Antikörper Cetuximab ist für verschiedene onkologische Indikationen bereits zugelassen und gehört unter anderem in der Behandlung des metastasierten Kolonkarzinoms zur Standardtherapie. Verschiedene Phase II Studien haben die Wirksamkeit dieser Substanz in der Monotherapie des hepatozellulären Karzinoms überprüft. Nach Gabe einer initialen Aufsättigungsdosis von 400 mg/m^2 Cetuximab wurden alle Patienten mit wöchentlichen Dosen von 250 mg/m^2 behandelt. Die Ergebnisse dieser Studien sind in Tab. 10.1 zusammengefasst.

Neben der direkten Blockade des EGF-Rezeptors durch einen blockierenden Antikörper führt auch die Inhibition der intrazellulären Signalweiterleitung durch Inhibition der Tyrosinkinase-Aktivität zu einer Blockade der proliferativen Wirkung. Hier sind verschiedene Moleküle in klinischer An-

Autor	Protokoll	N	RR	PFS/TTP	PFS nach 6 Monaten	Mittleres Überleben
Kanai 2006	TSU-68	15	6 %	NA	NA	NA
Schwartz 2006	Bevacizumab	30	10 %	6,5	NA	NA
Malka 2007	Bevacizumab	24	12,5	3,5	17 %	NA
Zhu 2006	GemOx+Beva	33	20 %	5,3	48 %	9,6
Sun 2007	CapOx+Beva	30	13,3 %	4,5	45 %	10,6
Thomas 2007	Beva+Erlotinib	34	21 %	9	75 % (4 Mo)	10

Tab. 10.1: Zusammenfassung von Studien zur Wirksamkeit der antiangiogenetischen Therapie.

wendung und bereits beim HCC eingesetzt worden. Der Tyrosinkinase-Inhibitor Erlotinib (Tarceva®) wurde in einer Studie von Thomas und Mitarbeitern bei 40 Patienten mit nichtresezierbarem HCC eingesetzt. Keiner der behandelten Patienten erreichte eine Remission, allerdings konnte das Tumorwachstum bei 43 % der Patienten innerhalb der ersten 4 Monate gestoppt werden (Thomas et al. 2007). In einer zweiten Studie von Philip und Mitarbeitern erzielten in einem ähnlichen Patientenkollektiv 9 % der Patienten eine Remission ihres Tumors, die bis maximal 11 Monate andauerte. Auch hier profitierten etwa die Hälfte der Patienten von der Therapie (Philip et al. 2005). Die Ergebnisse der publizierten Studien zum Nutzen von EGF-Rezeptor-Inhibition bei Patienten mit HCC sind in Tab. 10.2 zusammengefasst.

Die Bedeutung von Mutationen im RAS-RAF pathway ist für die Mehrzahl menschlicher Tumoren gut bekannt. In einer Studie von Tannapfel und Mitarbeitern wurde die Häufigkeit dieser Veränderungen bei Patienten mit hepatozellulärem oder cholangiozellulärem (CCC) Karzinom untersucht. Überraschenderweise fanden sich nur bei CCC Patienten Veränderungen im Ras oder BRAF Gen (Tannapfel et al. 2003). Allerdings weisen HCCs eine verstärkte Aktivität der MAP-Kinase auf, welches erst unterhalb von RAS und RAF positioniert ist. Auf die Bedeutung und den Nutzen des RAF-Inhibitors Sorafenib ist bereits eingegangen worden (☞ Kap. 9.). Allerdings inhibiert Sorafenib nicht nur die RAF-Kinase, sondern zusätzlich auch die für die Endothelzellproliferation wichtigen VEGFR2 sowie PDGFR u.a.. Die gleichzeitige Beeinflussung von Signaltransduktionswegen in der Tumorzelle und im Tumorendothel ist möglicherweise für die signifikante Beeinflussung der Tumorbiologie verantwortlich.

Für die Beeinflussung der MEK-Kinase (*mitogen extracellular kinase*) stehen ebenfalls molekulare Inhibitoren zur Verfügung. Der **MEK-Inhibitor AZD6244** zeigte sowohl in Zellkultur als auch in HCC Xenograftmodellen eine dosisabhängige Inhibition des Wachstums von Leberzellkarzinomen (Huynh et al. 2007). Nachdem die initialen Ergebnisse klinischer Studien mit dem oralem MEK-Inhibitor CI-1040 zwar auf eine gute Verträglichkeit der Substanz bei allerdings sehr geringer Wirkung hinweisen, steht jetzt mit **PD0325901** eine weitere Substanz zur Inhibition der MEK-Kinase zur Verfügung. Nach Behandlung von TGF-α transgenen Mäusen mit dem Leberzellkarzinogen Diethylnitrosamin führte die gleichzeitige Gabe von PD0325901 zu einer signifikanten Verminderung der Zahl maligner Vorläuferstufen und invasiver HCCs (Wentz et al. 2008). Inwieweit MEK-Inhibitoren auch in der klinischen Behandlung von Patienten mit Leberzellkarzinomen wirksam sind, muss in entprechenden Studien überprüft werden.

■ **PI3-Kinase/Akt/mTOR**

Der PI3-Kinase pathway wird durch eine Vielzahl von Wachstumsfaktoren und Cytokinen aktiviert, was zur Erzeugung des sekundären Botenstoffes Phosphoinositol- triphosphat und damit zur Aktivierung der AKT (PKB) Kinase führt. AKT hat multiple zelluläre Zielstrukturen, die z.B. zur Unterdrückung von Apoptosemechanismen führen. Eines der zentralen Substrate der AKT-Kinase ist die sog "*mammalian target of rapamycin*" Proteinfamilie (mTOR). mTOR reguliert die Aktivierung der p70 S6 Kinase und des translationalen Repressor-Proteins PHAS-1/4E-BP. Diese Proteine sind direkt an der Kontrolle des Zellzyklus und damit an der Proliferation von Zellen beteiligt. Die Aktivierung von AKT wird antagonisiert durch die Ex-

Autor	Protokoll	N	RR	PFS/TTP	PFS nach 6 Monaten	Mittleres Überleben
O'Dwyer 2006	Gefitinib	31	3,2	2,3	NA	6,5
Ramanathan 2006	Lapatinib	37	5 %	2,3	NA	6,2
Philip 2005	Erlotinib	38	9 %	3,2	32 %	13
Grünwald 2007	Cetuximab	27	0	2,0	22,2 %	NA
Louafi 2007	GemOx + Cetuximab	37	24 %	4,5	40 %	9,2

Tab. 10.2: Zusammenfassung von Studien zur Wirksamkeit der anti-EGFR-Therapie.

pression der Lipid-Phosphatase PTEN. In den letzten Jahren sind verschiedene Inhibitoren dieses pathways, die an unterschiedlichen Stellen ansetzen, entwickelt worden. Der **Sphingosin-Rezeptor-Inhibitor FTY720** kontrolliert durch Inhibition der des rac Proteins die Aktivität der PI3-Kinase. Behandlung von HCC Zellen mit FTY720 resultiert in einer verminderten Motilität dieser Zellen, was unter Umständen eine Verminderung der Metastasierung bewirken könnte (Lee et al. 2005).

Das Makrolidantibiotikum **Rapamycin** bindet das cytoplasmatische FK506 bindende Protein (FKBP12) und inhibiert gemeinsam mit diesem Protein die mTOR-Kinase-Familie. Aufgrund dieses Zusammenhanges sind Rapamycin und seine Derivate in der Lage, Tumoren mit aktivierten PI3K/Akt-Signaltransduktionskaskaden im Wachstum zu blockieren. Mehr als die Hälfte aller HCCs weisen eine reduzierte Aktivität von PTEN auf (Wan et al. 2003) und die hepatozytenspezifische Deletion von PTEN im Mausmodell führt zur Entstehung von Lebertumoren (Xu et al. 2006). Zellkultur Untersuchungen zeigen, dass mTOR-Inhibitoren die Proliferation von HCC Zellen blockieren können. Diese Untersuchungen wurden bestätigt durch Xenotransplantmodelle, in denen Ratten, die mit dem mTOR-Inhibitor **Sirolimus** behandelt wurden, signifikant länger überlebten als unbehandelte Tiere (Semela et al. 2007). Dieser Überlebensvorteil korrelierte mit einer geringeren Vaskularisation des Tumors. Verschiedene mTOR-Inhibitoren befinden sich schon in klinischer Testung (z.B. **CCI-779; Temsirolimus**), wobei **RAD001** (**Everolimus**) derzeit in einer Phase I/II Studie bei Patienten mit HCC getestet wird.

■ **Wnt beta-catenin-Inhibitoren**

Wnt-Proteine sind sezernierte Glykoproteine, die als Liganden der sog. Frizzled Familie von Rezeptoren wirken. Der prototypische Wnt-Signaltransduktionsweg aktiviert beta-catenin, was durch Bindung an den T-Zell-Faktor (TCF)-Transkriptionsfaktor zur Aktivierung von Genexpressionsprogrammen, die für die Proliferation und das Überleben von Zellen notwendig sind, führt. Zytoplasmatisches beta-catenin wird durch das Zusammenspiel des APC (*adenomatous polyposis coli*) Proteinkomplexes und verschiedener Kinasen (CK-1, GSK 3β) ubiquityliert und protea-

somal abgebaut. Nach Bindung von Wnt an den Frizzled Rezeptor kommt es zur Inaktivierung des beta-catenin-Abbaus und nachfolgend zur Aktivierung des TCF abhängigen Genexpressionsprogrammes. TCF aktivierte Gene umfassen z.B. Cyclin D1, c.myc, VEGF u.a.. Mutationen an verschiedenen Stellen dieser Signaltransduktionskaskade können zu einer konstitutiven Aktivierung des Signalwegs und damit zur Onkogenese beitragen. Solche aktivierenden Mutationen im Wnt-Signalweg kommen in bis zu 40 % der HCCs vor. Gleichzeitig führt der Verlust des APC-Gens im Mausmodell zur Entstehung von hepatozellulären Karzinomen. Interessanterweise sind Wnt-Moleküle auch an der Leberregeneration beteiligt und kontrollieren u.a. die Proliferation von Stammzellen und Tumorstammzellen. Möglicherweise stellt der Wnt-Signalweg somit auch eine Möglichkeit zur Beeinflussung der Proliferation von Tumorstammzellen dar. Mindestens zwei Wirkstoffe, **PKF115–584** und **CGP049090** (Lepourcelet et al. 2004), die aus Screenings für Substanzen, die die Interaktion von TCF4 und beta-catenin verhindern, hervorgegangen sind, befinden sich derzeit in der klinischen Entwicklung.

10.2. Immunologische Therapien

Das HCC ist stellt ein besonders attraktives Target für eine immunologische Therapie dar (Greten et al. 2006): So konnte gezeigt werden, dass die Prognose von Patienten nach Resektion eines HCC direkt mit der Infiltration durch Tumor infiltrierende Lymphozyten korreliert. Darüber hinaus konnte bereits in den 90 Jahren gezeigt werden, dass die Hepatitis B Impfung zu einer Abnahme der Inzidenz des HCC führt (☞ Kap. 4.). Schließlich wissen wir, dass die beim HCC durchgeführten lokalablativen Therapieverfahren zu einer Zerstörung des Tumorgewebes führen, bei der große Mengen an Tumorantigen freigesetzt werden, welche wiederum Immunantworten induzieren können. Schließlich konnte im Rahmen einer Vielzahl von Studien, in der jedoch wiederum in der Regel weniger als 20 bis 30 Patienten behandelt wurden, gezeigt werden, dass immunologische Therapien sicher durchführbar und potentiell effektiv sind. Die meisten immunologischen Therapiestudien wurden mit Interferonen zur Behandlung des HCC durchgeführt, die besten Therapieergebnisse wurden jedoch durch adoptiven Transfer von aktivierten Lymphozyten erreicht (Takayama et al. 2000). Aktuelle Daten aus China zeigen viel versprechende Daten mit einem neuen Antikörper (Licartin®) in der adjuvanten Therapie (Xu et al. 2007). Es bleiben jedoch auch hier die Ergebnisse weiterer Studien abzuwarten, bevor diese Art der Therapie als Standardtherapie gewertet werden darf.

 Ausblick

In den letzten Jahren sind verschiedene für die Enstehung von Leberzellkarzinomen relevante molekulare Veränderungen identifiziert worden. Mittlerweile steht eine Vielzahl von Substanzen zu Verfügung, die mit hoher Selektivität in die Aktivität dieser Prozesse eingreift. Darüber hinaus konnten verschiedene immunologische Therapiestrategien erarbeitet werden. Die bisherigen Daten zur klinischen Wirksamkeit dieser neuen molekularen und immunologischen Therapien sind allerdings mit Vorsicht zu interpretieren. Das hohe Maß an genetischer Instabilität, das viele Leberzellkarzinome kennzeichnet, sowie das sehr uneinheitliche Auftreten multipler molekularer Veränderungen machen eine Therapie, die sich auf die Wiederherstellung der Funktion einzelner Signalwege konzentriert. schwierig. Bezüglich der immunologischen Therapien sind die Fallzahlen bei weitem noch nicht ausreichend. Die bisher einzige für die Behandlung des HCC zugelassene Substanz, Sorafenib, zeichnet sich daher auch durch die Beeinflussung mehrerer pathophysiologisch relevanter Signalwege aus. Möglicherweise deutet sich hier eine Behandlungsstrategie an, die weniger auf möglichst hohe Selektivität als vielmehr auf die Inhibition multipler für die Enstehung der malignen Zelle relevanter Targets abzielt. Zu beachten ist jedoch, dass solche Strategien mit einer überadditiven Zunahme der Nebenwirkungen einhergehen können, was bei Patienten mit Leberzirrhose eine aggressive Therapie unmöglich machen würde. Trotzdem werden die Fortschritte im Verständnis der Entstehung des HCC sowie die Einführung neuer Substanzen in die Klinik die Behandlung dieses bislang weitgehend therapieresistenten Tumors verbessern.

11. Literatur

(1995). "Terminology of nodular hepatocellular lesions. International Working Party." Hepatology 22(3): 983-93.

Adams, L. A., J. F. Lymp, et al. (2005). "The natural history of nonalcoholic fatty liver disease: a population-based cohort study." Gastroenterology 129(1): 113-21.

Allsopp, R. (2008). Telomere-induced senescence of primary cells. Telomeres, and Telomeres in Aging, Disease and Cancer. K. L. Rudolph, Springer Publishing.

Artandi, S. E., S. Chang, et al. (2000). "Telomere dysfunction promotes non-reciprocal translocations and epithelial cancers in mice." Nature 406(6796): 641-5.

Baccarani, U., E. Benzoni, et al. (2007). "Superiority of transplantation versus resection for the treatment of small hepatocellular carcinoma." Transplant Proc 39(6): 1898-900.

Bartolozzi, C., R. Lencioni, et al. (1995). "Treatment of large HCC: transcatheter arterial chemoembolization combined with percutaneous ethanol injection versus repeated transcatheter arterial chemoembolization." Radiology 197(3): 812-8.

Batchelor, T. T., A. G. Sorensen, et al. (2007). "AZD2171, a pan-VEGF receptor tyrosine kinase inhibitor, normalizes tumor vasculature and alleviates edema in glioblastoma patients." Cancer Cell 11(1): 83-95.

Becker, G., H. P. Allgaier, et al. (2007). "Long-acting octreotide versus placebo for treatment of advanced HCC: a randomized controlled double-blind study." Hepatology 45(1): 9-15.

Becker, G., T. Soezgen, et al. (2005). "Combined TACE and PEI for palliative treatment of unresectable hepatocellular carcinoma." World J Gastroenterol 11(39): 6104-9.

Bellin, M. F. (2006). "MR contrast agents, the old and the new." Eur J Radiol 60(3): 314-23.

Bernal, P., J. L. Raoul, et al. (2007). "Intra-arterial rhenium-188 lipiodol in the treatment of inoperable hepatocellular carcinoma: results of an IAEA-sponsored multination study." Int J Radiat Oncol Biol Phys 69(5): 1448-55.

Bhattacharya, S., J. R. Novell, et al. (1994). "Iodized oil in the treatment of hepatocellular carcinoma." Br J Surg 81(11): 1563-71.

Bilousova, G., A. Marusyk, et al. (2005). "Impaired DNA replication within progenitor cell pools promotes leukemogenesis." PLoS Biol 3(12): e401.

Boffetta, P., L. Matisane, et al. (2003). "Meta-analysis of studies of occupational exposure to vinyl chloride in relation to cancer mortality." Scand J Work Environ Health 29(3): 220-9.

Boucher, E., E. Garin, et al. (2007). "Intra-arterial injection of iodine-131-labeled lipiodol for treatment of hepatocellular carcinoma." Radiother Oncol 82(1): 76-82.

Bretagne, J. F., J. L. Raoul, et al. (1988). "Hepatic artery injection of I-131-labeled lipiodol. Part II. Preliminary results of therapeutic use in patients with hepatocellular carcinoma and liver metastases." Radiology 168(2): 547-50.

Breuhahn, K., T. Longerich, et al. (2006). "Dysregulation of growth factor signaling in human hepatocellular carcinoma." Oncogene 25(27): 3787-800.

Breuhahn, K., S. Vreden, et al. (2004). "Molecular profiling of human hepatocellular carcinoma defines mutually exclusive interferon regulation and insulin-like growth factor II overexpression." Cancer Res 64(17): 6058-64.

Bruix, J. and M. Sherman (2005). "Management of hepatocellular carcinoma." Hepatology 42(5): 1208-36.

Bruix, J., M. Sherman, et al. (2001). "Clinical management of hepatocellular carcinoma. Conclusions of the Barcelona-2000 EASL conference. European Association for the Study of the Liver." J Hepatol 35(3): 421-30.

Calle, E. E., C. Rodriguez, et al. (2003). "Overweight, obesity, and mortality from cancer in a prospectively studied cohort of U.S. adults." N Engl J Med 348(17): 1625-38.

Camma, C., F. Schepis, et al. (2002). "Transarterial chemoembolization for unresectable hepatocellular carcinoma: meta-analysis of randomized controlled trials." Radiology 224(1): 47-54.

Campbell, A. M., I. H. Bailey, et al. (2001). "Tumour dosimetry in human liver following hepatic yttrium-90 microsphere therapy." Phys Med Biol 46(2): 487-98.

Castells, A., J. Bruix, et al. (1993). "Treatment of small hepatocellular carcinoma in cirrhotic patients: a cohort study comparing surgical resection and percutaneous ethanol injection." Hepatology 18(5): 1121-6.

Chan, A. O., M. F. Yuen, et al. (2002). "A prospective study regarding the complications of transcatheter intraarterial lipiodol chemoembolization in patients with hepatocellular carcinoma." Cancer 94(6): 1747-52.

Chang, M. H., C. J. Chen, et al. (1997). "Universal hepatitis B vaccination in Taiwan and the incidence of hepatocellular carcinoma in children. Taiwan Childhood Hepatoma Study Group." N Engl J Med 336(26): 1855-9.

Chen, C. J., H. I. Yang, et al. (2006). "Risk of hepatocellular carcinoma across a biological gradient of serum hepatitis B virus DNA level." Jama 295(1): 65-73.

Chen, M. S., J. Q. Li, et al. (2006). "A prospective randomized trial comparing percutaneous local ablative therapy and partial hepatectomy for small hepatocellular carcinoma." Ann Surg 243(3): 321-8.

Chen, B. Q., C. Q. Jia, C. T. Liu, et al. (2008). "Chemoembolization combined with radiofrequency ablation for patients with hepatocellular carcinoma larger than 3 cm: a randomized controlled trial." JAMA 299(14):1669-77.

Choi, H., C. Charnsangavej, et al. (2007). "Correlation of computed tomography and positron emission tomography in patients with metastatic gastrointestinal stromal tumor treated at a single institution with imatinib mesylate: proposal of new computed tomography response criteria." J Clin Oncol 25(13): 1753-9.

Choudhury, A. R., Z. Ju, et al. (2007). "Cdkn1a deletion improves stem cell function and lifespan of mice with dysfunctional telomeres without accelerating cancer formation." Nat Genet 39(1): 99-105.

Chuang, V. P., S. Wallace, et al. (1982). "Therapeutic Ivalon embolization of hepatic tumors." AJR Am J Roentgenol 138(2): 289-94.

Chung, J. W., J. H. Park, et al. (1996). "Hepatic tumors: predisposing factors for complications of transcatheter oily chemoembolization." Radiology 198(1): 33-40.

Cornberg, M., U. Protzer, et al. (2007). "[Prophylaxis, Diagnosis and Therapy of Hepatitis-B-Virus-(HBV-)Infection: upgrade of the guideline, AWMF-Register 021/011]." Z Gastroenterol 45(6): 525-74.

Craxi, A., D. Di Bona, et al. (2003). "Interferon-alpha for HBeAg-positive chronic hepatitis B." J Hepatol 39 Suppl 1: S99-105.

Dancey, J. E., F. A. Shepherd, et al. (2000). "Treatment of nonresectable hepatocellular carcinoma with intrahepatic 90Y-microspheres." J Nucl Med 41(10): 1673-81.

Daniele, B., I. De Sio, et al. (2003). "Hepatic resection and percutaneous ethanol injection as treatments of small hepatocellular carcinoma: a Cancer of the Liver Italian Program (CLIP 08) retrospective case-control study." J Clin Gastroenterol 36(1): 63-7.

Dawson, L. A. and R. K. Ten Haken (2005). "Partial volume tolerance of the liver to radiation." Semin Radiat Oncol 15(4): 279-83.

de Boer, M. T., I. Q. Molenaar, et al. (2007). "Impact of blood loss on outcome after liver resection." Dig Surg 24(4): 259-64.

del Olmo, J. A., B. Flor-Lorente, et al. (2003). "Risk factors for nonhepatic surgery in patients with cirrhosis." World J Surg 27(6): 647-52.

Delhaye, M., H. Louis, et al. (1996). "Relationship between hepatocyte proliferative activity and liver functional reserve in human cirrhosis." Hepatology 23(5): 1003-11.

Di Stasi, M., L. Buscarini, et al. (1997). "Percutaneous ethanol injection in the treatment of hepatocellular carcinoma. A multicenter survey of evaluation practices and complication rates." Scand J Gastroenterol 32(11): 1168-73.

Di Tommaso, L., G. Franchi, et al. (2007). "Diagnostic value of HSP70, glypican 3, and glutamine synthetase in hepatocellular nodules in cirrhosis." Hepatology 45(3): 725-34.

Dillin, A. and J. Karlseder (2008). Cellular versus original aging. Telomeres, and Telomeres in Aging, Disease and Cancer. K. L. Rudolph, Springer Publishing.

Djojosubroto, M. W., A. C. Chin, et al. (2005). "Telomerase antagonists GRN163 and GRN163L inhibit tumor growth and increase chemosensitivity of human hepatoma." Hepatology 42(5): 1127-36.

Dodds, H. M., E. T. Walpole, et al. (1996). "Disposition of epirubicin after intraarterial administration in Lipiodol to patients with hepatocellular carcinoma." Ther Drug Monit 18(5): 537-43.

Drevs, J., P. Siegert, et al. (2007). "Phase I clinical study of AZD2171, an oral vascular endothelial growth factor signaling inhibitor, in patients with advanced solid tumors." J Clin Oncol 25(21): 3045-54.

Eggel, H. (1910). "Über das primäre Carcinom der Leber." Beiträge zur pathologischen Anatomie zur allgemeinen Pathologie 30: 506-604.

El-Serag, H. B. and K. L. Rudolph (2007). "Hepatocellular carcinoma: epidemiology and molecular carcinogenesis." Gastroenterology 132(7): 2557-76.

El-Serag, H. B., T. Tran, et al. (2004). "Diabetes increases the risk of chronic liver disease and hepatocellular carcinoma." Gastroenterology 126(2): 460-8.

Emami, B., J. Lyman, et al. (1991). "Tolerance of normal tissue to therapeutic irradiation." Int J Radiat Oncol Biol Phys 21(1): 109-22.

Fan, J., Z. Q. Wu, et al. (2001). "Multimodality treatment in hepatocellular carcinoma patients with tumor thrombi in portal vein." World J Gastroenterol 7(1): 28-32.

Fong, G. T., L. A. Rempel, et al. (1999). "Challenges to improving health risk communication in the 21st century: a discussion." J Natl Cancer Inst Monogr(25): 173-6.

Gallo, C., E. De Maio, et al. (2006). "Tamoxifen is not effective in good prognosis patients with hepatocellular carcinoma." BMC Cancer 6: 196.

Geschwind, J. F., D. E. Ramsey, et al. (2003). "Chemoembolization of hepatocellular carcinoma: results of a metaanalysis." Am J Clin Oncol 26(4): 344-9.

Geschwind, J. F., R. Salem, et al. (2004). "Yttrium-90 microspheres for the treatment of hepatocellular carcinoma." Gastroenterology 127(5 Suppl 1): S194-205.

Giannelli, G., A. Azzariti, et al. (2006). "ZD6474 inhibits proliferation and invasion of human hepatocellular carcinoma cells." Biochem Pharmacol 71(4): 479-85.

Goin, J. E., R. Salem, et al. (2005). "Treatment of unresectable hepatocellular carcinoma with intrahepatic yttrium 90 microspheres: a risk-stratification analysis." J Vasc Interv Radiol 16(2 Pt 1): 195-203.

Goin, J. E., R. Salem, et al. (2005). "Treatment of unresectable hepatocellular carcinoma with intrahepatic yttrium 90 microspheres: factors associated with liver toxicities." J Vasc Interv Radiol 16(2 Pt 1): 205-13.

Greenberg, R. A., L. Chin, et al. (1999). "Short dysfunctional telomeres impair tumorigenesis in the INK4a(delta2/3) cancer-prone mouse." Cell 97(4): 515-25.

Greten, T. F., H. E. Blum, et al. (2006). "Therapie des hepatozellulären Karzinoms." Z Gastroenterol 44(1): 43-9.

Greten, T. F., M. P. Manns, et al. (2006). "Immunotherapy of hepatocellular carcinoma." J Hepatol 45(6): 868-78.

Greten, T. F., H. Wedemeyer, et al. (2006). "Prävention Virus-assoziierter Karzinomentstehung: Am Beispiel des hepatozellulären Karzinoms." Deutsches Ärzteblatt 103: A-1817.

Hahn, W. C., C. M. Counter, et al. (1999). "Creation of human tumour cells with defined genetic elements." Nature 400(6743): 464-8.

Hamilton, S. R. and L. A. Aaltonen (2000). Pathology and genetics of tumours of the degestive system. World Health Organization classification of tumours. Lyon, IARC Press.

Hamstra, D. A., A. Rehemtulla, et al. (2007). "Diffusion magnetic resonance imaging: a biomarker for treatment response in oncology." J Clin Oncol 25(26): 4104-9.

Head, H. W. and G. D. Dodd, 3rd (2004). "Thermal ablation for hepatocellular carcinoma." Gastroenterology 127(5 Suppl 1): S167-78.

Hecht, E. M., A. E. Holland, et al. (2006). "Hepatocellular carcinoma in the cirrhotic liver: gadolinium-enhanced 3D T1-weighted MR imaging as a stand-alone sequence for diagnosis." Radiology 239(2): 438-47.

Ho, C. L., S. Chen, et al. (2007). "Dual-tracer PET/CT imaging in evaluation of metastatic hepatocellular carcinoma." J Nucl Med 48(6): 902-9.

Ho, S., W. Y. Lau, et al. (1997). "Tumour-to-normal uptake ratio of 90Y microspheres in hepatic cancer assessed with 99Tcm macroaggregated albumin." Br J Radiol 70(836): 823-8.

Ho, S., W. Y. Lau, et al. (1997). "Clinical evaluation of the partition model for estimating radiation doses from yttrium-90 microspheres in the treatment of hepatic cancer." Eur J Nucl Med 24(3): 293-8.

Ho, S., W. Y. Lau, et al. (1996). "Partition model for estimating radiation doses from yttrium-90 microspheres in treating hepatic tumours." Eur J Nucl Med 23(8): 947-52.

Huang, G. T., P. H. Lee, et al. (2005). "Percutaneous ethanol injection versus surgical resection for the treatment of small hepatocellular carcinoma: a prospective study." Ann Surg 242(1): 36-42.

Hung, J. C., M. G. Redfern, et al. (2000). "Evaluation of macroaggregated albumin particle sizes for use in pulmonary shunt patient studies." J Am Pharm Assoc (Wash) 40(1): 46-51.

Huynh, H., K. C. Soo, et al. (2007). "Targeted inhibition of the extracellular signal-regulated kinase kinase pathway with AZD6244 (ARRY-142886) in the treatment of hepatocellular carcinoma." Mol Cancer Ther 6(1): 138-46.

Ishak, K. G., Z. D. Goodman, et al. (2001). Tumors of the liver and intrahepatic bile ducts. Atlas of tumor pathology, 3rd Series, Fascicle 31, Washington: Armed Forces Institute of Pathology.

Jaeger, H. J., U. M. Mehring, et al. (1996). "Sequential transarterial chemoembolization for unresectable advanced hepatocellular carcinoma." Cardiovasc Intervent Radiol 19(6): 388-96.

Jaffe, C. C. (2006). "Measures of response: RECIST, WHO, and new alternatives." J Clin Oncol 24(20): 3245-51.

Johnson, P. J., C. Kalayci, et al. (1991). "Pharmacokinetics and toxicity of intraarterial adriamycin for hepatocellular carcinoma: effect of coadministration of lipiodol." J Hepatol 13(1): 120-7.

Jonas, S., J. Mittler, et al. (2007). "Living donor liver transplantation of the right lobe for hepatocellular carcinoma in cirrhosis in a European center." Liver Transpl 13(6): 896-903.

Jung, G., J. Breuer, et al. (2006). "Imaging characteristics of hepatocellular carcinoma using the hepatobiliary contrast agent Gd-EOB-DTPA." Acta Radiol 47(1): 15-23.

Jungst, C., B. Cheng, et al. (2004). "Oxidative damage is increased in human liver tissue adjacent to hepatocellular carcinoma." Hepatology 39(6): 1663-72.

Kaizu, T., K. Karasawa, et al. (1998). "Radiotherapy for osseous metastases from hepatocellular carcinoma: a retrospective study of 57 patients." Am J Gastroenterol 93(11): 2167-71.

Kakar, S., L. J. Burgart, et al. (2005). "Clinicopathologic features and survival in fibrolamellar carcinoma: comparison with conventional hepatocellular carcinoma with and without cirrhosis." Mod Pathol 18(11): 1417-23.

Kakar, S., T. Muir, et al. (2003). "Immunoreactivity of Hep Par 1 in hepatic and extrahepatic tumors and its correlation with albumin in situ hybridization in hepatocellular carcinoma." Am J Clin Pathol 119(3): 361-6.

Kamada, K., M. Kitamoto, et al. (2002). "Combination of transcatheter arterial chemoembolization using cisplatin-lipiodol suspension and percutaneous ethanol injection for treatment of advanced small hepatocellular carcinoma." Am J Surg 184(3): 284-90.

Kawata, S., E. Yamasaki, et al. (2001). "Effect of pravastatin on survival in patients with advanced hepatocellular carcinoma. A randomized controlled trial." Br J Cancer 84(7): 886-91.

Kennedy, A., S. Nag, et al. (2007). "Recommendations for radioembolization of hepatic malignancies using yttrium-90 microsphere brachytherapy: a consensus panel report from the radioembolization brachytherapy oncology consortium." Int J Radiat Oncol Biol Phys 68(1): 13-23.

Kern, M. A., K. Breuhahn, et al. (2002). "Molecular pathogenesis of human hepatocellular carcinoma." Adv Cancer Res 86: 67-112.

Kern, M. A., A. M. Haugg, et al. (2006). "Cyclooxygenase-2 inhibition induces apoptosis signaling via death receptors and mitochondria in hepatocellular carcinoma." Cancer Res 66(14):7059-66.

Koda, M., Y. Murawaki, et al. (2001). "Combination therapy with transcatheter arterial chemoembolization and percutaneous ethanol injection compared with percutaneous ethanol injection alone for patients with small hepatocellular carcinoma: a randomized control study." Cancer 92(6): 1516-24.

Kubicka, S., K. L. Rudolph, et al. (2000). "Hepatocellular carcinoma in Germany: a retrospective epidemiological study from a low-endemic area." Liver 20(4): 312-8.

Laghi, A., R. Iannaccone, et al. (2003). "Hepatocellular carcinoma: detection with triple-phase multi-detector row helical CT in patients with chronic hepatitis." Radiology 226(2): 543-9.

Lambert, B., K. Bacher, et al. (2005). "188Re-HDD/lipiodol for treatment of hepatocellular carcinoma: a feasibility study in patients with advanced cirrhosis." J Nucl Med 46(8): 1326-32.

Lang, H., G. C. Sotiropoulos, et al. (2005). "Liver resection for hepatocellular carcinoma in non-cirrhotic liver without underlying viral hepatitis." Br J Surg 92(2): 198-202.

Lau, W. Y., S. Ho, et al. (1998). "Selective internal radiation therapy for nonresectable hepatocellular carcinoma with intraarterial infusion of 90yttrium microspheres." Int J Radiat Oncol Biol Phys 40(3): 583-92.

Lechel, A., H. Holstege, et al. (2007). "Telomerase deletion limits progression of p53-mutant hepatocellular carcinoma with short telomeres in chronic liver disease." Gastroenterology 132(4): 1465-75.

Lee, C. M., S. N. Lu, et al. (1999). "Age, gender, and local geographic variations of viral etiology of hepatocellular carcinoma in a hyperendemic area for hepatitis B virus infection." Cancer 86(7): 1143-50.

Lee, T. K., K. Man, et al. (2005). "FTY720: a promising agent for treatment of metastatic hepatocellular carcinoma." Clin Cancer Res 11(23): 8458-66.

Lencioni, R. A., H. P. Allgaier, et al. (2003). "Small hepatocellular carcinoma in cirrhosis: randomized comparison of radio-frequency thermal ablation versus percutaneous ethanol injection." Radiology 228(1): 235-40.

Lepourcelet, M., Y. N. Chen, et al. (2004). "Small-molecule antagonists of the oncogenic Tcf/beta-catenin protein complex." Cancer Cell 5(1): 91-102.

Lewandowski, R. J., K. T. Sato, et al. (2007). "Radioembolization with 90Y microspheres: angiographic and technical considerations." Cardiovasc Intervent Radiol 30(4): 571-92.

Lewis, A. L., M. V. Gonzalez, et al. (2006). "DC bead: in vitro characterization of a drug-delivery device for transarterial chemoembolization." J Vasc Interv Radiol 17(2 Pt 1): 335-42.

Li, X., G. S. Feng, et al. (2004). "Expression of plasma vascular endothelial growth factor in patients with hepatocellular carcinoma and effect of transcatheter arterial chemoembolization therapy on plasma vascular endothelial growth factor level." World J Gastroenterol 10(19): 2878-82.

Lin, D. Y., Y. F. Liaw, et al. (1988). "Hepatic arterial embolization in patients with unresectable hepatocellular carcinoma—a randomized controlled trial." Gastroenterology 94(2): 453-6.

Lin, S. M., C. J. Lin, et al. (2004). "Radiofrequency ablation improves prognosis compared with ethanol injection for hepatocellular carcinoma < or =4 cm." Gastroenterology 127(6): 1714-23.

Lin, S. M., C. J. Lin, et al. (2005). "Randomised controlled trial comparing percutaneous radiofrequency thermal ablation, percutaneous ethanol injection, and percutaneous acetic acid injection to treat hepatocellular carcinoma of 3 cm or less." Gut 54(8): 1151-6.

Livraghi, T., F. Meloni, et al. (2008). "Sustained complete response and complications rates after radiofrequency ablation of very early hepatocellular carcinoma in cirrhosis: Is resection still the treatment of choice?" Hepatology 47(1): 82-89.

Livraghi, T., L. Solbiati, et al. (2003). "Treatment of focal liver tumors with percutaneous radio-frequency ablation: complications encountered in a multicenter study." Radiology 226(2): 441-51.

Llovet, J. M. and J. Bruix (2003). "Systematic review of randomized trials for unresectable hepatocellular carcinoma: Chemoembolization improves survival." Hepatology 37(2): 429-42.

Llovet, J. M., J. Fuster, et al. (1999). "Intention-to-treat analysis of surgical treatment for early hepatocellular carcinoma: resection versus transplantation." Hepatology 30(6): 1434-40.

Llovet, J. M., M. I. Real, et al. (2002). "Arterial embolisation or chemoembolisation versus symptomatic treatment in patients with unresectable hepatocellular carcinoma: a randomised controlled trial." Lancet 359(9319): 1734-9.

Llovet, J. M., S. Ricci, et al. (2008). "Sorafenib in advanced hepatocellular carcinoma." N Engl J Med 359(4): 378-90.

Lo, C. M., H. Ngan, et al. (2002). "Randomized controlled trial of transarterial lipiodol chemoembolization for unresectable hepatocellular carcinoma." Hepatology 35(5): 1164-71.

Lopez, P. M., A. Villanueva, et al. (2006). "Systematic review: evidence-based management of hepatocellular carcinoma—an updated analysis of randomized controlled trials." Aliment Pharmacol Ther 23(11): 1535-47.

Malagari, K., K. Chatzimichael, et al. (2008). "Transarterial Chemoembolization of Unresectable Hepatocellular Carcinoma with Drug Eluting Beads: Results of an Open-Label Study of 62 Patients." Cardiovasc Intervent Radiol 31(2): 269-80.

Malek, N. P., T. Greten, et al. (2007). "Systemic treatment of liver and biliary tumors." Internist (Berl) 48(1): 46-50.

Manns, M. P., H. Wedemeyer, et al. (2006). "Treating viral hepatitis C: efficacy, side effects, and complications." Gut 55(9): 1350-9.

Marelli, L., R. Stigliano, et al. (2007). "Transarterial therapy for hepatocellular carcinoma: which technique is more effective? A systematic review of cohort and randomized studies." Cardiovasc Intervent Radiol 30(1): 6-25.

Mathonnet, M., B. Descottes, et al. (2006). "VEGF in hepatocellular carcinoma and surrounding cirrhotic liver tissues." World J Gastroenterol 12(5): 830-1.

Mazzaferro, V., E. Regalia, et al. (1996). "Liver transplantation for the treatment of small hepatocellular carcinomas in patients with cirrhosis." N Engl J Med 334(11): 693-9.

McMahon, B. J., L. Bulkow, et al. (2000). "Screening for hepatocellular carcinoma in Alaska natives infected with chronic hepatitis B: a 16-year population-based study." Hepatology 32(4): 842-6.

Miller, A. B., B. Hoogstraten, et al. (1981). "Reporting results of cancer treatment." Cancer 47(1): 207-14.

Minervini, M. I., A. J. Demetris, et al. (1997). "Utilization of hepatocyte-specific antibody in the immunocytochemical evaluation of liver tumors." Mod Pathol 10(7): 686-92.

Moinzadeh, P., K. Breuhahn, et al. (2005). "Chromosome alterations in human hepatocellular carcinomas correlate with aetiology and histological grade—results of an explorative CGH meta-analysis." Br J Cancer 92(5): 935-41.

Murakata, L. A., K. G. Ishak, et al. (2000). "Clear cell carcinoma of the liver: a comparative immunohistochemical study with renal clear cell carcinoma." Mod Pathol 13(8): 874-81.

Murtha, A. D. (2000). "Review of low-dose-rate radiobiology for clinicians." Semin Radiat Oncol 10(2): 133-8.

Nakashima, T. and M. Kojiro (1986). "Pathologic characteristics of hepatocellular carcinoma." Semin Liver Dis 6(3): 259-66.

Naugler, W. E., T. Sakurai, et al. (2007). "Gender disparity in liver cancer due to sex differences in MyD88-dependent IL-6 production." Science 317(5834): 121-4.

Ng, I. O., X. Y. Guan, et al. (2003). "Determination of the molecular relationship between multiple tumour nodules in hepatocellular carcinoma differentiates multicentric origin from intrahepatic metastasis." J Pathol 199(3): 345-53.

Nolan, T. R. and E. D. Grady (1969). "Intravascular particulate radioisotope therapy: clinical observations of 76 patients with advanced cancer treated with 90-yttrium particles." Am Surg 35(3): 181-8.

Nzeako, U. C., Z. D. Goodman, et al. (1996). "Hepatocellular carcinoma in cirrhotic and noncirrhotic livers. A clinico-histopathologic study of 804 North American patients." Am J Clin Pathol 105(1): 65-75.

Okuda, K., T. Ohtsuki, et al. (1985). "Natural history of hepatocellular carcinoma and prognosis in relation to treatment. Study of 850 patients." Cancer 56(4): 918-28.

Omata, M., R. Tateishi, et al. (2004). "Treatment of hepatocellular carcinoma by percutaneous tumor ablation methods: Ethanol injection therapy and radiofrequency ablation." Gastroenterology 127(5 Suppl 1): S159-66.

Otto, G., M. Heise, et al. (2007). "Transarterial chemo-embolization before liver transplantation in 60 patients with hepatocellular carcinoma." Transplant Proc 39(2): 537-9.

Pang, R. and R. T. Poon (2006). "Angiogenesis and anti-angiogenic therapy in hepatocellular carcinoma." Cancer Lett 242(2): 151-67.

Pang, R. W. and R. T. Poon (2007). "From molecular biology to targeted therapies for hepatocellular carcinoma: the future is now." Oncology 72 Suppl 1: 30-44.

Patt, Y. Z., M. M. Hassan, et al. (2003). "Phase II trial of systemic continuous fluorouracil and subcutaneous recombinant interferon Alfa-2b for treatment of hepatocellular carcinoma." J Clin Oncol 21(3): 421-7.

Philip, P. A., M. R. Mahoney, et al. (2005). "Phase II study of Erlotinib (OSI-774) in patients with advanced hepatocellular cancer." J Clin Oncol 23(27): 6657-63.

Piscaglia, F., V. Camaggi, et al. (2007). "A new priority policy for patients with hepatocellular carcinoma awaiting liver transplantation within the model for end-stage liver disease system." Liver Transpl 13(6): 857-66.

Plentz, R. R., Y. N. Park, et al. (2007). "Telomere shortening and inactivation of cell cycle checkpoints characterize human hepatocarcinogenesis." Hepatology 45(4): 968-76.

Plentz, R. R., B. Schlegelberger, et al. (2005). "Telomere shortening correlates with increasing aneuploidy of chromosome 8 in human hepatocellular carcinoma." Hepatology 42(3): 522-6.

Podar, K., G. Tonon, et al. (2006). "The small-molecule VEGF receptor inhibitor pazopanib (GW786034B) targets both tumor and endothelial cells in multiple myeloma." Proc Natl Acad Sci U S A 103(51): 19478-83.

Poon, R. T., W. K. Tso, et al. (2007). "A phase I/II trial of chemoembolization for hepatocellular carcinoma using a novel intra-arterial drug-eluting bead." Clin Gastroenterol Hepatol 5(9): 1100-8.

Prange, W., K. Breuhahn, et al. (2003). "Beta-catenin accumulation in the progression of human hepatocarcinogenesis correlates with loss of E-cadherin and accumulation of p53, but not with expression of conventional WNT-1 target genes." J Pathol 201(2): 250-9.

Qian, G. S., R. K. Ross, et al. (1994). "A follow-up study of urinary markers of aflatoxin exposure and liver cancer risk in Shanghai, People's Republic of China." Cancer Epidemiol Biomarkers Prev 3(1): 3-10.

Raoul, J. L., P. Bourguet, et al. (1988). "Hepatic artery injection of I-131-labeled lipiodol. Part I. Biodistribution study results in patients with hepatocellular carcinoma and liver metastases." Radiology 168(2): 541-5.

Raoul, J. L., D. Guyader, et al. (1997). "Prospective randomized trial of chemoembolization versus intra-arterial injection of 131I-labeled-iodized oil in the treatment of hepatocellular carcinoma." Hepatology 26(5): 1156-61.

Raoul, J. L., M. Messner, et al. (2003). "Preoperative treatment of hepatocellular carcinoma with intra-arterial injection of 131I-labelled lipiodol." Br J Surg 90(11): 1379-83.

Rizvi, S., C. Camci, et al. (2006). "Is post-Lipiodol CT better than i.v. contrast CT scan for early detection of HCC? A single liver transplant center experience." Transplant Proc 38(9): 2993-5.

Roayaie, S., M. B. Haim, et al. (2000). "Comparison of surgical outcomes for hepatocellular carcinoma in patients with hepatitis B versus hepatitis C: a western experience." Ann Surg Oncol 7(10): 764-70.

Ruhl, C. E. and J. E. Everhart (2005). "Coffee and tea consumption are associated with a lower incidence of chronic liver disease in the United States." Gastroenterology 129(6): 1928-36.

Salem, R. and K. G. Thurston (2006). "Radioembolization with 90Yttrium microspheres: a state-of-the-art brachytherapy treatment for primary and secondary liver malignancies. Part 1: Technical and methodologic considerations." J Vasc Interv Radiol 17(8): 1251-78.

Salem, R., K. G. Thurston, et al. (2002). "Yttrium-90 microspheres: radiation therapy for unresectable liver cancer." J Vasc Interv Radiol 13(9 Pt 2): S223-9.

Sato, M., Y. Watanabe, et al. (1995). "Well-differentiated hepatocellular carcinoma: clinicopathological features and results of hepatic resection." Am J Gastroenterol 90(1): 112-6.

Schima, W., R. Hammerstingl, et al. (2006). "Quadruple-phase MDCT of the liver in patients with suspected hepatocellular carcinoma: effect of contrast material flow rate." AJR Am J Roentgenol 186(6): 1571-9.

Schlitt, H. J. (2007). "When should laparoscopic surgery of the liver be indicated?" Nat Clin Pract Gastroenterol Hepatol 4(10): 546-7.

Schmid, G., M. Guba, et al. (2005). "FTY720 inhibits tumor growth and angiogenesis." Transplant Proc 37(1): 110-1.

Schrimacher, P., W. Prange, et al. (2001). "Highly differentiated hepatocellular tumors. Concepts, criteria, and differential diagnosis." Pathologe 22(6): 407-16.

Semela, D., A. C. Piguet, et al. (2007). "Vascular remodeling and antitumoral effects of mTOR inhibition in a rat model of hepatocellular carcinoma." J Hepatol 46(5): 840-8.

Seong, J., W. S. Koom, et al. (2005). "Radiotherapy for painful bone metastases from hepatocellular carcinoma." Liver Int 25(2): 261-5.

Shepherd, F. A., L. E. Rotstein, et al. (1992). "A phase I dose escalation trial of yttrium-90 microspheres in the treatment of primary hepatocellular carcinoma." Cancer 70(9): 2250-4.

Shi, M., R. P. Guo, et al. (2007). "Partial hepatectomy with wide versus narrow resection margin for solitary hepatocellular carcinoma: a prospective randomized trial." Ann Surg 245(1): 36-43.

Shibata, T., Y. Iimuro, et al. (2002). "Small hepatocellular carcinoma: comparison of radio-frequency ablation and percutaneous microwave coagulation therapy." Radiology 223(2): 331-7.

Shiina, S., T. Teratani, et al. (2005). "A randomized controlled trial of radiofrequency ablation with ethanol injection for small hepatocellular carcinoma." Gastroenterology 129(1): 122-30.

Singer, S., V. Ehemann, et al. (2007). "Protumorigenic overexpression of stathmin/Op18 by gain-of-function mutation in p53 in human hepatocarcinogenesis." Hepatology 46(3): 759-68.

Takayama, T., T. Sekine, et al. (2000). "Adoptive immunotherapy to lower postsurgical recurrence rates of hepatocellular carcinoma: a randomised trial." Lancet 356(9232): 802-7.

Tanaka, K., H. Okazaki, et al. (1991). "Hepatocellular carcinoma: treatment with a combination therapy of transcatheter arterial embolization and percutaneous ethanol injection." Radiology 179(3): 713-7.

Tannapfel, A., F. Sommerer, et al. (2003). "Mutations of the BRAF gene in cholangiocarcinoma but not in hepatocellular carcinoma." Gut 52(5): 706-12.

Therasse, P., S. G. Arbuck, et al. (2000). "New guidelines to evaluate the response to treatment in solid tumors. European Organization for Research and Treatment of Cancer, National Cancer Institute of the United States, National Cancer Institute of Canada." J Natl Cancer Inst 92(3): 205-16.

Thomas, M. B., R. Chadha, et al. (2007). "Phase 2 study of erlotinib in patients with unresectable hepatocellular carcinoma." Cancer 110(5): 1059-67.

Trojan, J., J. Raedle, et al. (1998). "Serum tests for diagnosis and follow-up of hepatocellular carcinoma after treatment." Digestion 59 Suppl 2: 72-4.

Varela, M., M. I. Real, et al. (2007). "Chemoembolization of hepatocellular carcinoma with drug eluting beads: efficacy and doxorubicin pharmacokinetics." J Hepatol 46(3): 474-81.

Veldt, B. J., E. J. Heathcote, et al. (2007). "Sustained virologic response and clinical outcomes in patients with chronic hepatitis C and advanced fibrosis." Ann Intern Med 147(10): 677-84.

Vennarecci, G., G. M. Ettorre, et al. (2007). "First-line liver resection and salvage liver transplantation are increasing therapeutic strategies for patients with hepatocellular carcinoma and child a cirrhosis." Transplant Proc 39(6): 1857-60.

Volk, M. L., J. C. Hernandez, et al. (2007). "Risk factors for hepatocellular carcinoma may impair the performance of biomarkers: a comparison of AFP, DCP, and AFP-L3." Cancer Biomark 3(2): 79-87.

Wan, X. W., M. Jiang, et al. (2003). "The alteration of PTEN tumor suppressor expression and its association with the histopathological features of human primary hepatocellular carcinoma." J Cancer Res Clin Oncol 129(2): 100-6.

Wedemeyer, H. and C. Yurdaydin (2007). Hepatitis D. Handbuch Hepatitis B: Diagnostik, Verlauf, Therapie. H. L. Tillmann. Bremen, Uni-Med Verlag.

Wedge, S. R., D. J. Ogilvie, et al. (2002). "ZD6474 inhibits vascular endothelial growth factor signaling, angiogenesis, and tumor growth following oral administration." Cancer Res 62(16): 4645-55.

Wentz, S. C., H. Wu, et al. (2008). "Targeting MEK is Effective Chemoprevention of Hepatocellular Carcinoma in TGF-alpha-Transgenic Mice." J Gastrointest Surg 12(1): 30-7.

Wiemann, S. U., A. Satyanarayana, et al. (2002). "Hepatocyte telomere shortening and senescence are general markers of human liver cirrhosis." Faseb J 16(9): 935-42.

Wilkens, L., P. Flemming, et al. (2004). "Induction of aneuploidy by increasing chromosomal instability during dedifferentiation of hepatocellular carcinoma." Proc Natl Acad Sci U S A 101(5): 1309-14.

Wollner, I., C. Knutsen, et al. (1988). "Effects of hepatic arterial yttrium 90 glass microspheres in dogs." Cancer 61(7): 1336-44.

Wollner, I. S., C. A. Knutsen, et al. (1987). "Effects of hepatic arterial yttrium-90 microsphere administration alone and combined with regional bromodeoxyuridine infusion in dogs." Cancer Res 47(12): 3285-90.

Wu, F., Z. B. Wang, et al. (2005). "Advanced hepatocellular carcinoma: treatment with high-intensity focused ultrasound ablation combined with transcatheter arterial embolization." Radiology 235(2): 659-67.

Xu, J., Z. Y. Shen, et al. (2007). "A randomized controlled trial of Licartin for preventing hepatoma recurrence after liver transplantation." Hepatology 45(2): 269-76.

Xu, X., S. Kobayashi, et al. (2006). "Induction of intrahepatic cholangiocellular carcinoma by liver-specific disruption of Smad4 and Pten in mice." J Clin Invest 116(7): 1843-52.

Yamamoto, J., S. Okada, et al. (2001). "Treatment strategy for small hepatocellular carcinoma: comparison of long-term results after percutaneous ethanol injection therapy and surgical resection." Hepatology 34(4 Pt 1): 707-13.

Yamamoto, K., M. Masuzawa, et al. (1997). "Evaluation of combined therapy with chemoembolization and ethanol injection for advanced hepatocellular carcinoma." Semin Oncol 24(2 Suppl 6): S6-50-S6-55.

Yamashita, Y., A. Taketomi, et al. (2007). "Longterm favorable results of limited hepatic resections for patients with hepatocellular carcinoma: 20 years of experience." J Am Coll Surg 205(1): 19-26.

Yang, Z. F., R. T. Poon, et al. (2006). "High doses of tyrosine kinase inhibitor PTK787 enhance the efficacy of ischemic hypoxia for the treatment of hepatocellular carcinoma: dual effects on cancer cell and angiogenesis." Mol Cancer Ther 5(9): 2261-70.

Yeo, W., T. S. Mok, et al. (2005). "A randomized phase III study of doxorubicin versus cisplatin/interferon alpha-2b/doxorubicin/fluorouracil (PIAF) combination chemotherapy for unresectable hepatocellular carcinoma." J Natl Cancer Inst 97(20): 1532-8.

Zhu, A. X., L. S. Blaszkowsky, et al. (2006). "Phase II study of gemcitabine and oxaliplatin in combination with bevacizumab in patients with advanced hepatocellular carcinoma." J Clin Oncol 24(12): 1898-903.

Index

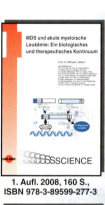
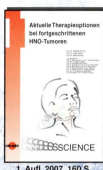
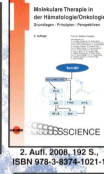
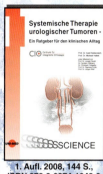
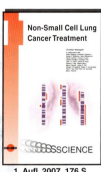
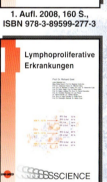
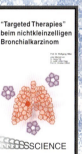
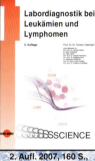
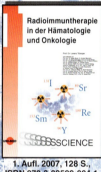
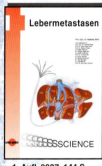
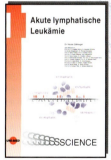
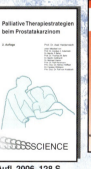
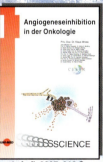
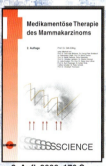
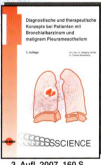

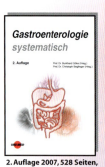
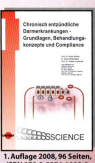
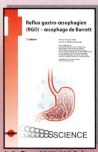
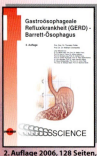
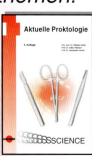
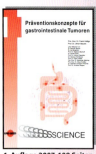
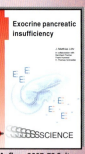
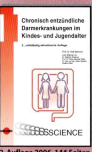
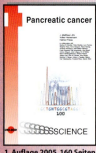
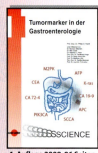
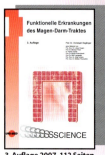
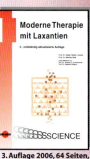
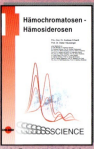
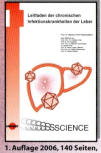
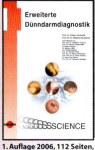